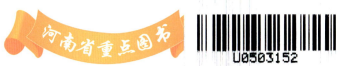

U0503152

慢性呼吸疾病居家康复指导丛书

支气管扩张
居家康复指导

总 主 编　刘剑波
分册主编　张晓萍

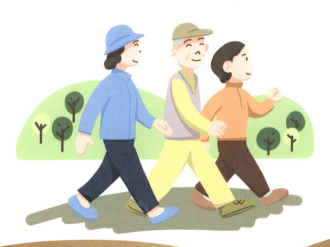

郑州大学出版社

图书在版编目(CIP)数据

支气管扩张居家康复指导 / 张晓萍主编. -- 郑州 : 郑州大学出版社,
2023.11

(慢性呼吸疾病居家康复指导丛书 / 刘剑波总主编. 第 1 辑)
ISBN 978-7-5645-9909-6

Ⅰ. ①支… Ⅱ. ①张… Ⅲ. ①支气管扩张 - 康复 Ⅳ. ①R562.209

中国国家版本馆 CIP 数据核字(2023)第 200105 号

支气管扩张居家康复指导
ZHIQIGUAN KUOZHANG JUJIA KANGFU ZHIDAO

策划编辑	陈文静	封面设计	苏永生
责任编辑	杨飞飞	版式设计	苏永生
责任校对	刘 莉	责任监制	李瑞卿

出版发行	郑州大学出版社	地　址	郑州市大学路 40 号(450052)
出版人	孙保营	网　址	http://www.zzup.cn
经　销	全国新华书店	发行电话	0371-66966070
印　刷	河南文华印务有限公司		
开　本	710 mm×1 010 mm 1 / 16		
本册印张	5	本册字数	88 千字
版　次	2023 年 11 月第 1 版	印　次	2023 年 11 月第 1 次印刷

| 书　号 | ISBN 978-7-5645-9909-6 | 总 定 价 | 120.00 元(全三册) |

主编简介

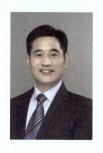

刘剑波,博士,二级教授、主任医师,博士研究生导师,河南省政府特殊津贴专家,郑州大学第二附属医院院长。河南省医学科普学会副会长、河南省临床营养师协会副理事长、河南省医学会呼吸病学分会副主任委员、河南省抗癌协会理事及肿瘤精准医学专业委员会名誉主任委员、中国毒理学会中毒与救治专业委员会副主任委员等。被评为河南省抗击新冠肺炎疫情先进个人、河南省教科文卫体系统优秀工匠人才,荣获河南省五一劳动奖章、河南优秀医师奖等。《中华结核与呼吸杂志》编委、《郑州大学学报(医学版)》审稿专家等。

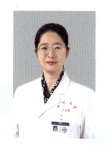

张晓萍,博士,副主任医师,硕士研究生导师。郑州大学第二附属医院大内科教研室副主任。河南省预防医学会过敏病预防与控制专业委员会副主任委员、河南省变态反应学会青年委员会副主任委员、河南省大气道狭窄救治联盟专家委员会常务委员、中国医药教育协会介入微创呼吸分会委员、河南省医学会呼吸病学分会介入呼吸病学学组委员、河南省医学会结核病学分会介入学组委员、河南省中西医结合学会呼吸病分会委员。被评为郑州大学第二附属医院三育人、文明标兵、优秀中青年医师、优秀教师、规培优秀带教老师等。发表 SCI 及中文核心期刊论文 10 多篇,承担厅级项目 3 项。

作者名单

主　编　张晓萍

副主编　张巧芳　张　筠　邵润霞
　　　　冯青青　董娟娟

编　委　冯青青　刘待见　刘　颖
　　　　孙广浩　张巧芳　张晓萍
　　　　张　筠　邵润霞　高崴崴
　　　　郭云波　董娟娟

支气管扩张是由各种病因引起的反复发生的化脓性感染，导致中、小支气管反复损伤和/或阻塞，致使支气管壁结构破坏，引起支气管异常和持久性扩张。急性或慢性呼吸道感染以及支气管阻塞是支气管扩张形成的主要原因。支气管扩张多见于儿童和青年，过去发病率较高，但随着抗菌药物的问世和疫苗的接种，发病率已有明显下降。尽管如此，因我国人口基数较大，总体发病人数仍较多，该病病程长，病变永久不可逆转，在诱发因素的影响下会反复急性加重，严重损害患者肺组织和肺功能，使患者反复住院，这不仅影响患者的生活质量，也给家庭和社会造成沉重的经济负担。作为一种慢性气道炎症性疾病，在无法治愈的情况下，只有通过预防和控制进展来改善患者的预后，减少急性加重次数和住院次数，从而提高患者生活质量，减轻患者经济负担。所以支气管扩张的自身管理是支气管扩张治疗的重要环节。为加强大众对支气管扩张的了解，以及支气管扩张患者正确的自我管理，我们编写了本书。

《支气管扩张居家康复指导》以八个支气管扩张典型病例为切入点，从病例中引申出问题，然后对问题进行扩展介绍，包括支气管扩张的临床表现、病因、发病机制、诊断、预防与治疗以及日常生活中应该注意的问题等方面，尤其详细地介绍了支气管扩张患者居家如何康复训练等。本书以问答的形式，用大众能理解的语言来阐述专业的医学知识，使大众对支气管扩张的知识有更清晰的认识。希望本书能为广大支气管扩张患者提供帮助。

　　本书的编写得到了郑州大学第二附属医院及郑州大学出版社的大力支持,在此深表谢意。尽管前期已查阅参考大量资料,但限于编者水平,书中可能仍有不足与疏漏之处,恳请广大读者批评指正。

编者

2023 年 11 月

目 录

居家康复指导

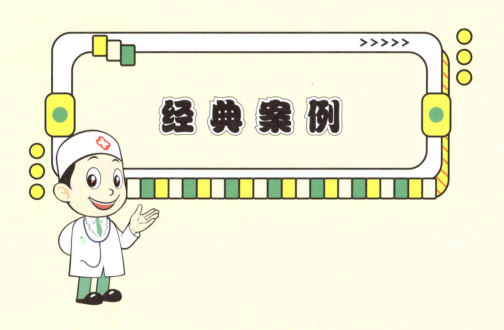

经典案例

姐弟同时患病，支气管扩张是遗传病吗？

　　李女士，53 岁，有先天性脊柱侧弯畸形，20 余年前受凉后出现咳嗽、咳白黏痰及黄脓痰，以晨起时明显，痰量不多，伴活动后胸闷，眼睑及双下肢水肿，无发热、胸痛、咯血、心慌、盗汗等，自己在家口服消炎药 3 天，效果不好，后来我院呼吸科门诊就诊，因来院时呼吸困难明显，嘴唇及手指尖都发绀，考虑病情复杂且严重，就建议住院治疗，住院后做胸部 CT 检查，报告提示"支气管扩张、肺气肿"，患者有眼睑及双下肢水肿情况，做了心脏彩超检查，报告"肺动脉高压（重度），三尖瓣反流（中量），右心增大，室间隔、右室壁增厚，肺动脉增宽，左室舒张功能降低，心包腔积液，符合肝淤血声像图改变"，提示已经存在"慢性肺源性心脏病"。这时候我们就纳闷了，这么年轻，病史也没几天，怎么会突然就这么严重呢？带着问题我们又详细询问了病史，原来李女士自幼即有反复咳嗽、咳痰情况，都是吃点消炎药，症状时好时坏，也没正规治疗过。李女士还告诉我们，她还有个弟弟，跟她情况一样，但弟弟已经因严重心肺功能障碍去世了。听完她的叙述，我们心情很沉重，暗下决心，一定要尽可能地改善她的病情，遂给予合理的抗感染治疗，同时积极平喘、化痰、间断利尿等综合治疗，患者症状很快就改善了。我们建议巩固治疗至疗程，但她自觉已经明显好转了，强烈要求出院。我们只好给她办出院，嘱咐她院外要继续服药，还要加强拍背及体位引流，但她只是敷衍地回答知道了。此后每遇受凉、感冒或冬春季节气候变化时，李女士就会因为咳嗽、咳脓痰、胸闷来我科住院，平均 1 年住 3 ~ 4 次，虽然治疗比原来正规了，但还是挡不住反复感染导致的肺功能下降，她活动后胸闷、喘息逐年加重，活动及劳动耐力也逐年下降，院外已完全不能脱离氧气，制氧机 24 小时工作，为增加活动范围，她在家接了一个 3 米长的氧气管，以保证基本的自理，生活质量很差。看着病情一天天加重，李女士治疗依从性比以前更好了，每次住院都遵从医嘱，彻底消炎，虽然活动困难，依然坚持体位引流，而且从 2014 年起，遵从医嘱开始规律吸入噻托溴铵，每日 1 次。经此治疗后李女士住院次数比原来明显减少，由原来的 1 年 3 ~ 4 次，变成现在的 3 ~ 4 年

1 次,而且肺功能也得以改善,可以下楼散步,据说她爱人还带着她出去旅游了。

问题:年轻患者,有脊柱畸形,自幼发病,早期未正规诊治,导致心肺功能差,后规范治疗后病情缓解,生活质量改善,看了这个病例您会有哪些疑问呢?李女士和她弟弟都有相同疾患,又是年幼发病,这是遗传病吗?脊柱畸形和支气管扩张有关系吗?支气管扩张怎么就影响心肺功能了呢?支气管扩张怎么早期发现呢?怎么确诊呢?确诊后怎么规范治疗呢?吸入药物有什么要求吗?居家需要注意哪些事项呢?

 病例二 幼年发病的支气管扩张患者还能治愈吗?

王先生,46 岁。他的母亲说他 40 年前(6 岁)就开始出现咳嗽、咳黄痰,当时没有发热、胸闷、胸痛、咯血、心慌、盗汗、乏力等,因农村条件差,想着没多大毛病,就没带他去看病,之后这些症状反复出现,受凉感冒后明显,当时以为只是气管炎,吃点消炎药(抗生素)就好了,因为不影响吃喝,不影响干活,就没想着去医院好好看看。3 年前王先生在地里干活时突然吐了一口鲜血,吓坏了,赶快去市里看病,抽了血,拍了片子,说是"支气管扩张","吐血"应该是"咯血",输液治疗以后不咯血了,就出院了。可出院后还是间断咳嗽、咳黄痰、痰中带血,受凉感冒后容易出现,都是在诊所吃药或输液治疗,不除根,最严重的一次咯鲜血 100 毫升左右,伴胸闷、喘息,紧急住院,胸部 CT(见下图)提示"双肺支气管多发囊状扩张,管壁增厚,诊断:双肺支气管扩张并感染,请结合临床及病史;纵隔内多发淋巴结,部分肿大;双侧胸膜增厚;心包增厚",还做了气管镜检查,管腔内有大量脓性分泌物,黏膜充血明显,易渗血,肺泡灌洗液培养阴性,但 NGS 检查见"大肠埃希菌",抗感染、止血后才好转。王先生说他没有高血压、冠心病、糖尿病等其他疾病,家里父母和兄弟姐妹也没有得这个病的,只有他发病。

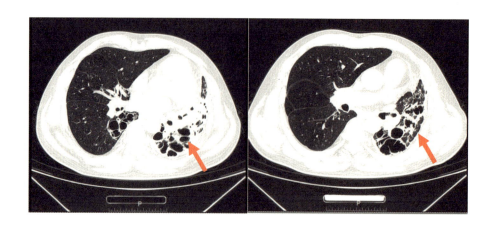

问题:又是一个幼年发病的案例,那么到底幼年时经历了什么才导致支气管扩张的发生呢?扩张的支气管还能变回正常吗?支气管扩张能治愈吗?支气管扩张咯血后要怎么办?咯血会要命吗?支气管扩张会变成肺癌吗?支气管扩张感染最常见的细菌是什么?支气管扩张都要做气管镜吗?做气管镜有什么用?有风险吗?

病例三 支气管扩张合并感染有特效药吗?

李女士,55岁,反复咳嗽、咳黄脓痰30年,偶有痰中带血或咯血,曾在医院就诊,完善胸部CT检查(见下图),诊断为"支气管扩张"。李女士很纳闷,每次发病时,因为嫌住院麻烦,她都是先去诊所输液,但每次输头孢菌素10余天都不见好转,最后还得去住院,同样是输"消炎药",可症状就是会减轻,李女士一度以为医院是不是有特效药。10年前开始出现胸闷、气喘,且逐年加重,考虑西医治疗不能除根,于是至中医院就诊,规律服用中草药,仍间断咳嗽、咳脓痰,但未再咯血。

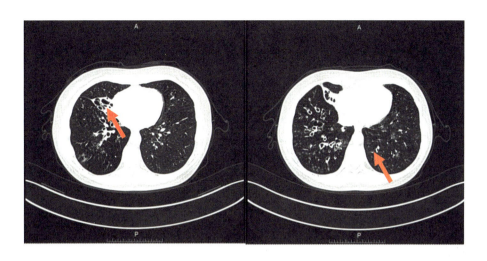

问题:支气管扩张合并感染用什么消炎药都有用吗？为什么同样是头孢菌素,有的管用,有的不管用？医院真的有特效药吗？中医治疗支气管扩张有用吗？

 论"早诊早治"对支气管扩张患者畅快呼吸的重要性！

古女士,49岁,30年前无明显诱因出现咳嗽、气短,干咳为主,吸入冷空气及刺激性气味后明显,伴咽喉喘鸣音,当地医院诊断为"慢性支气管炎",治疗后好转(具体用药不详),诊断后未行规律诊治,仅在呼吸困难时自行服用"沙美特罗"药物治疗,服药后症状可见好转,症状反复发作,平素活动耐力较常人差,未在意。10天前无明显诱因出现左侧胸部疼痛,为持续性钝痛,深呼吸及上身体位改变时加重,保持体位不变时减轻,无咳嗽、咳痰、发热等症状,未行相关治疗,症状未见明显好转。2天前劳累后上述症状加重,性质同前,活动受限,伴有咳嗽、发热,体温最高38.3 ℃,自行服用布洛芬胶囊退热治疗,后体温未测,无咳痰、咯血,无呼吸困难。1天前胸痛无法忍受,至本院急诊就诊,查胸部CT提示"双肺炎症;右中下肺支气管扩张伴感染;左侧胸腔积液伴膨隆不全;左侧胸膜粘连、增厚"(见下图)。遂住院诊治。为进一步明确诊断,行左侧胸膜活检术,结果显示左侧脓胸。因古女士自幼反复咳嗽,喘息,为明确有无支气管哮喘,行气道反应性测定检查,结果显示:支气管舒张试验阳性。最终诊断为"左侧脓胸,支气管扩张并感染,支气管哮喘急性发作期",给予患者吸氧、雾化、依替米星联合哌拉西林他唑巴坦抗感染、规律吸入信必可都保等综合治疗,症状明显好转。1个月后患者来院复诊时描述自己这么多年从没有像现在这么轻松过!

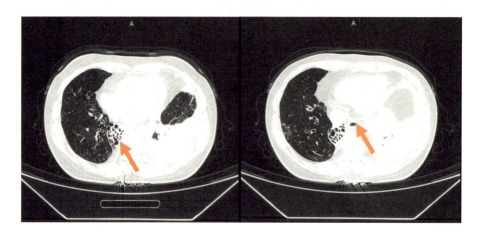

问题:古女士十几岁时发病,虽有就诊,但一直未正确诊断,虽有活动耐力差,但一直以为自己体质差,自觉减少活动以减轻胸闷症状,从未想过自己活动能力差是与自身疾病有关,直至此次住院,支气管哮喘及支气管扩张均诊断明确,对症治疗后病情明显好转。

 反复吐血是什么原因？消化道和呼吸道谁主沉浮？

蔡女士,55岁,医务工作者,既往有高血压及胃溃疡病史。2个月前无明显诱因出现咳嗽,继之吐血,开始呈暗红色血块,随后吐出鲜血,共4口,量少(具体不详),无头晕、头痛,无胸闷、胸痛、呼吸困难,无咳痰,无发热等伴随症状,至就近医院完善胸部CT检查,结果提示"双肺多发结节",未予治疗,后上述症状间断出现,性质同前,均未治疗。4天前无明显诱因再次出现咳嗽,吐血,开始呈暗红色血块,随后咯鲜血,共咯血5口,量较前增多(具体不详),更换医院就诊,再次做胸部CT(见下图),结果提示"左肺上叶下舌段支气管扩张"，抽血检查提示结核分枝杆菌T细胞检测、肝肾功能、血常规、尿常规、粪常规、血脂、血糖、感染标志物、C反应蛋白、G试验、心肌酶、免疫球蛋白（IgG、IgA、IgM、IgE）、血管炎检测、自身免疫病筛查未见明显异常。气管镜检查见CT所述相应部位有脓性分泌物。住院抗感染治疗后咯血停止。

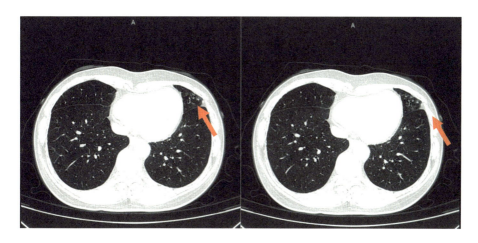

问题：蔡女士既往有胃溃疡病史，此次出现吐血情况，到底是消化道出血还是呼吸道出血呢？是呕血还是咯血呢？怎么判断呢？咯血是否和病变范围有关？为什么第一次胸部CT检查未发现支气管扩张，第二次发现了，与拍片人水平有关系吗？

 令人心惊肉跳的咯血，她是怎么熬过来的？

张奶奶，75岁，来院就诊时的场面一度令人心惊肉跳，老太太边走边一口一口地咯鲜血，老伴拿着痰盂在一边接着，到病房时已经咯了小半盆了，少说也有300毫升。我们接诊时第一句话就是"呀，咯了这么多"，可老爷子哈哈一笑说"没关系，我们都习惯了，这几十年咯血对她来说就是家常便饭"。我们哭笑不得，赶紧把抗生素和止血药用上，病情稳定后询问病史才知道，老太太这种情况已经40多年了，初始只是痰中带血，后来就逐渐发展成满口鲜血,而且每次咯血量越来越多,每次咯血量大时都去住院,"支气管扩张"的诊断也很明确(见下图),都是应用消炎药和止血药,症状当时能缓解,但防不住再次发作,曾尝试服用多种中药、偏方等,效果都不好。近3年发作时每天咳血量大约150毫升,老太太无奈地说"啥时候血咯完了就不咯了"。

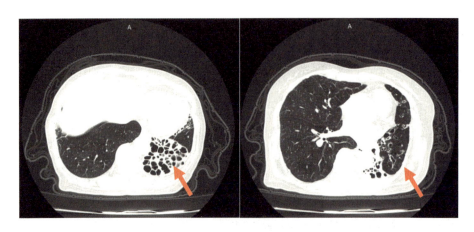

问题:该患者咯血为主要症状,伴有咳嗽、咳脓痰,40余年的病史,除了消炎和止血,就没有别的方法了吗? 这么严重的咯血会不会危及生命? 在家里要如何自救呢?

病例七 支气管扩张和哮喘同时存在时,我们应何去何从?

魏女士,44岁,30余年前无明显诱因出现喘息,伴呼吸困难,咳嗽咳痰,无恶心、呕吐、头晕头痛、流涕、鼻塞、咯血、发热等症状,当地医院就诊后,诊断为"支气管哮喘",自行服用草药后好转。后上述症状仍间断出现,均对症治疗后好转,因不影响日常生活,未正规诊治。6年前,受凉后再次出现喘息气急,伴呼吸困难,咳嗽咳痰,当地卫生院给予克林霉素及庆大霉素治疗后出现腹痛、大汗等症状,急转入当地医院,诊断为"药物性急性肾衰竭",治疗后好转(具体不详)。1周前,无明显诱因出现喘息气急,伴呼吸困难、发热、咳嗽、咳黄脓痰,体温最高为37.2℃,无流涕、鼻塞、咯血、头晕头痛、恶心、呕吐、胸痛等症状，2 天前就诊于哮喘医院，氨曲南抗炎、布地奈德雾化等治疗2 天后，效果差，遂出院。1 小时前，无明显诱因再次突发呼吸困难，喘息气急，伴全身大汗，皮肤稍发绀，遂经急诊"120"来我院。急诊科给予吸氧治疗后患者稍好转，后急诊以"支气管哮喘急性发作？"收住我科。入院后检查结果回示：IgE 1228 IU/mL，嗜酸性粒细胞百分比 8.1%，嗜酸性粒细胞绝对值0.63×10^9/L。CT 示(见下图)：右肺上中叶支扩；双肺炎症；纵隔多发淋巴结稍肿大。从症状上看，魏女士符合支气管哮喘的表现，为确诊，行气道反应性测定，支持"支气管哮喘"的诊断，但这么多年按哮喘治疗效果也不好。从入院检查看，突出的异常为嗜酸性粒细胞和 IgE 显著升高，胸部 CT 虽然提示支气管扩张，但和一般的支气管扩张又不完全相同。一般的支气管扩张多表现为外周的细支气管，但魏女士的支气管扩张则表现为中心气道扩张，这就让我们想起一个罕见的疾病"变应性支气管肺曲菌病"，这是由烟曲霉感染引起的一种疾病，为确诊，进一步抽血检查：链格孢6.38 KUA/L，点青霉/分枝孢/烟曲霉 11.10 KUA/L，总 IgE 1884.0 IU/L，烟曲霉 27.5 KUA/L。变应性支气管肺曲菌病(ABPA)诊断明确，经激素及抗真菌治疗后病情好转出院，院外继续按疗程服药治疗。

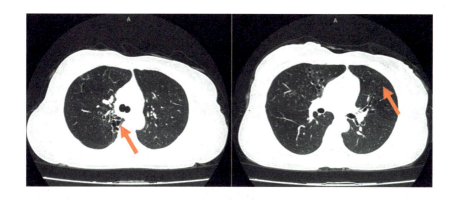

问题：魏女士同时存在支气管哮喘及支气管扩张，那么诊断上我们就要考虑得多一点了，尤其还有嗜酸性粒细胞增多及 IgE 显著升高，更要考虑是否存在烟曲霉感染，也就是文中提到的"变应性支气管肺曲菌病"，那么除了这个，还要和哪些疾病相鉴别呢？治疗方法上有什么不同呢？

支气管扩张大咯血，该如何拯救？

张女士，42 岁，5 年前受凉后出现咳嗽、咳痰，伴发热，体温最高 39 ℃左右，无咯血、恶心、呕吐、心悸、胸闷、胸痛、头晕、头痛、呼吸困难等症状，在当地医院住院治疗，完善相关检查后诊断为"大叶性肺炎；左下肺支气管扩张"，经对症治疗后好转出院。自出院后仍间断出现咯血，初时 1～2 次/年，4～5 口/次，劳累及熬夜时易出现，为痰中带褐色血，近 1 年频率较前增加，反复因痰中带血在当地医院住院治疗，均按"支气管扩张并感染"经抗感染、止血等对症治疗后好转出院。3 天前劳累后再次出现咯血，为深褐色，量 20～30 毫升，伴发热，体温最高 37.3 ℃，伴间断性咳嗽、咳痰及乏力。行胸部 CT 检查（见下图），结果显示：左肺下叶支气管扩张并感染，给予"云南白药、血凝酶"止血对症治疗，效果欠佳，昨日再次出现咯血，鲜血，量约 40 毫升，再次入院，抗感染及止血治疗后咯血好转，准备出院时再次出现大咯血，量约 300 毫升，紧急行支气管动脉栓塞术后咯血停止，继续抗感染治疗后咳嗽、咳痰也基本消失，遂出院。但张女士仍担心：会不会再次出现大咯血？就没有彻底治疗的方法吗？

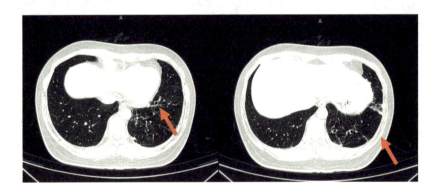

问题：张女士间断咯血 5 年，劳累及受凉感冒后易发作，且咯血频率及程度呈逐年加重趋势，此次住院突发大咯血，止血药物效果欠佳，行支气管动脉栓塞术后好转，那么栓塞术是什么手术呢？有风险吗？每次 CT 都报左下肺支气管扩张,能不能手术切除病灶呢？手术后会复发吗？

看了上面的 8 个病例,相信大家都对支气管扩张有了不同程度的了解,但可能还有其他疑问。本书的内容就是针对案例中的问题及支气管扩张的全面知识进行详细解答,相信会对您有所帮助。

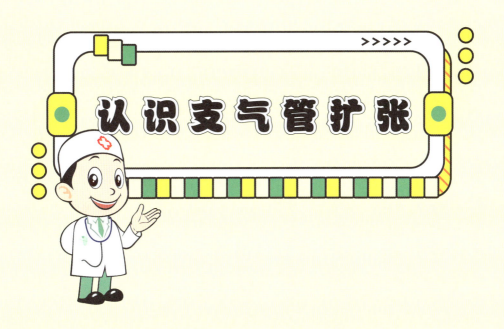

认识支气管扩张

1. 什么是支气管扩张?

支气管扩张(简称支扩)是由各种病因引起的反复发生的化脓性感染,导致中小支气管反复损伤和/或阻塞,致使支气管壁结构破坏,引起支气管异常和持久性扩张,临床表现为慢性咳嗽、大量咳痰和/或间断咯血,伴或不伴气促和呼吸衰竭等轻重不等的症状。多见于儿童和青年,过去发病率较高,但随着抗菌药物的问世和疫苗的接种,发病率已有明显下降。

2. 支气管扩张是遗传病吗?

虽然我们所见病例中许多患者都是幼年或青年发病,甚至第一个病例中患者弟弟也有同样疾病,但支气管扩张不是遗传,多数是后天获得的。因幼儿机体抵抗力低下,易患支气管炎、肺炎等支气管或肺的感染性疾病,甚至是结核、病毒等特殊感染。如果抗感染后治疗不及时或不彻底,就会出现严重持续存在,久而久之,炎症刺激就会导致支气管管壁破坏和持久性扩张,扩张的气道会导致分泌物潴留,反复感染,再加重支气管扩张,形成恶性循环。还有极少数与先天性支气管肺发育异常有关,如先天性支气管发育不良、先天性支气管肺囊肿、囊性纤维化等,先天性支气管软骨发育不全或弹力纤维不足,导致支气管局部管壁薄弱或弹性减弱,出生后一开始呼吸运动,就容易形成支气管局部扩张,国外多见,我国少见。

3. 支气管扩张是一种独立的疾病吗?

答案是否定的,支气管扩张并非一种独立的疾病,很多直接或间接降低支气管壁防御功能的疾病都能导致支气管扩张。因此发病因素极其繁多,病因可以是一种,也可以是多种,根据作用机制不同,可分为支气管肺感染和支气管阻塞两大类,而且两者之间相互影响,最终导致支气管壁结构破坏而发生支气管扩张,所以说支气管扩张是一种结构性肺病。

4. 哪些常见感染会引起支气管扩张?

病毒、细菌、真菌、支原体等感染都可以引起支气管扩张,尤其是在儿童及青少年时期感染。

(1)病毒感染

过去疫苗接种率低下,麻疹病毒感染是引起支气管扩张的常见病因。随着麻疹疫苗的接种,现在麻疹患病率明显低下,腺病毒、流感病毒、单纯疱疹病毒感染就成为病毒性细支气管炎的常见原因,尤其在儿童更为常见,病毒感染损害支气管壁各层组织,使支气管弹性减弱,导致支气管扩张。

(2)细菌感染

细菌感染是导致支气管扩张的另一重要原因,其中金黄色葡萄球菌、克雷伯杆菌、流感嗜血杆菌是最常见的病原体,但近年来铜绿假单胞菌、大肠埃希菌等革兰氏阴性杆菌感染导致的支气管扩张也在逐渐增加。金黄色葡萄球菌毒力强,破坏力大,易导致支气管肺感染后化脓坏死,从而造成支气管壁破坏,导致支气管扩张。

(3) 结核分枝杆菌

结核分枝杆菌是另一类导致支气管扩张的重要原因,是继发性支气管扩张常见原因之一。结核分枝杆菌毒力强,破坏力大,以前生活水平及医疗水平普遍低下的情况下,结核发病率高且没有有效的药物治疗,在结核分枝杆菌的破坏和机体的修复过程中,很多患者尤其是儿童患者最终成为毁损肺,严重的整个一侧肺都毁损了,毁损的支气管肺组织在纤维组织的牵拉下扭曲变形,最终导致支气管扩张,患者会出现反复感染咯血。随着抗结核药物的问世,结核发病率一度降低,结核引起的支气管扩张也相应减少了。当我们做着消灭结核的美梦时,耐药结核出现了,且逐年增多,所以对结核及其并发症所致的支气管扩张应引起广大群众及临床医生的足够重视。

(4) 真菌感染

如组织胞浆菌病或支原体感染也是支气管扩张的常见病因,变态反应性支气管肺曲菌病(ABPA,见病例七)亦可损害支气管壁组织,导致段支气管近端的扩张。

5. 误吸会引起支气管扩张吗?

常见误吸因素有异物吸入、有毒有害气体吸入、胃酸及食物的吸入等。

(1) 异物吸入

幼儿多见,不注意的家长在幼儿年龄较小时给幼儿吃坚果,幼儿在满嘴食物时突然哭或者笑都容易导致坚果误吸进入支气管,如果当时没有发现,患儿就会反复发热、咳嗽、咳痰,严重的还会出现喘息。感染以阻塞的支气管为主,阻塞远端就会出现支气管扩张及肺不张,有的患儿就诊时已经出现对侧肺的代偿性肺气肿,若能早期及时取出异物,随着肺发育,还有可能恢复,若时间久了可能出现不可逆支气管扩张。

(2) 有毒有害气体吸入

常见于工厂的工人,二氧化硫、氨气等有害气体的泄漏,导致大量气体吸入呼吸道,尤其是二氧化硫,吸入气道后融于气道分泌物,形成硫酸,具有强腐蚀性,腐蚀支气管黏膜,造成支气管壁的损害,同时吸入气体后还会继发细菌、真菌等感染,感染加重支气管壁的损害,修复后的支气管管壁弹性差,导致支气管扩张,也影响肺功能。曾有一位40岁男性患者,工厂二氧化硫泄漏,大量误吸后出现急性肺损伤、呼吸衰竭,肺部影像学逐渐出现支气管扩张表现,随着感染的控制,一般状况好转,但肺功能严重下降,肺功能检查提示"极重度阻塞性通气功能障碍",相当于80岁慢性阻塞性肺疾病患者的肺,患者劳动能力丧失,生活质量低下,对家庭造成不可估算的损害。

(3)胃酸及食物的吸入

常见于意识障碍、支配咳嗽或吞咽的神经-肌肉疾病、胃食管括约肌功能障碍性疾病,还有一些重度阻塞性睡眠呼吸暂停低通气综合征患者,夜间打鼾时易吸入口咽部的分泌物,反复的胃酸刺激及感染易导致支气管扩张。

6. 哪些先天性缺陷容易引起支气管扩张?

所有支气管扩张患者都要考虑是否存在先天性异常,包括先天性支气管肺发育障碍(支气管软化、肺隔离症等)、囊性纤维化(常染色体隐性遗传病)、纤毛不动综合征(常染色体隐性遗传病)、α_1-抗胰蛋白酶缺乏(常染色体隐性遗传病)等,还有一些免疫系统缺陷的患者,易反复发生病毒及细菌感染,从而导致支气管扩张。

7. 从感染到支气管扩张的形成机体经历了什么?

当病毒、细菌、真菌等病原微生物感染支气管时,各种炎性因子作用于支气管黏膜,导致黏膜充血、水肿,从而造成支气管部分阻塞,气道内产生的分泌物又加重了气道阻塞,从而导致阻塞的支气管远端分泌物不能顺利排出,又加重了感染。两者相互影响,如此反复发作,就造成支气管壁组织破坏,削弱了它的弹性,促使支气管扩张的发生和发展。

支气管先天性发育障碍、与遗传因素有关的肺囊性纤维化和遗传性 α_1-抗胰蛋白酶缺乏症,体液免疫缺陷和某些免疫相关疾病等都可使支气管黏稠分泌物潴留,引起阻塞、肺不张和感染,诱发支气管扩张。

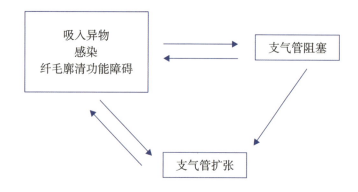

8. 支气管扩张好发于肺的哪个部位?

支气管扩张可以弥漫发生于双肺的多个肺叶,也可以只出现一两处局限性病灶,多见于引流不通畅的支气管。因人体每日直立时间较多,故双下肺引流最差,也是最常见的好发部位,且左肺多于右肺。其次右中叶和左舌叶因支气管狭长,也是支气管扩张的好发部位。双肺上叶不易发病,但上肺是结核的好发部位,结核愈合过程中形成纤维条索,容易牵拉导致继发性支气管扩张。支气管扩张易发生在中等大小支气管,远端更小的支气管容易形成瘢痕而闭塞,较大的支气管如果出现支气管扩张,往往提示变态反应性支气管肺曲菌病。

9. 支气管扩张主要有哪些表现？

支气管扩张典型症状为慢性咳嗽、咳大量脓痰和反复咯血。

(1) 咳痰

咳大量痰液,每天可达 100～400 毫升。与体位变化有关(在晨起和就寝时最多),痰液多呈黄绿色脓样,合并厌氧菌感染时可有臭味。收集全日痰静置于玻璃瓶中,数小时后痰液出现分层现象,上层为泡沫,下悬脓液成分,中为混浊黏液,底层为坏死组织沉淀物。

(2) 咯血

90% 患者常有咯血,程度不等,反复出现。对于部分支气管扩张患者来说,咯血可以说是家常便饭,比如前述病例六的张奶奶。有些患者,咯血可能是其首发和唯一的主诉,临床上称为"干性支气管扩张",常见于结核性支气管扩张,病变多在上叶支气管。

(3) 反复继发感染,患者时有发热、盗汗、乏力、食欲减退、消瘦等

当支气管扩张并发代偿性或阻塞性肺气肿时,患者可有呼吸困难、气急或发绀,晚期可出现肺心病及心肺功能衰竭的表现,多表现为活动耐力明显下降、腹胀、下肢水肿等。

(4) 其他

部分患者(1/3)可有杵状指(趾),全身营养不良。

10. 哪些情况下需要考虑有支气管扩张的可能？

其一,长期(超过 8 周)咳嗽、咳痰(特别是脓痰)、痰血,或者以反复咯血为唯一症状,尤其是存在相关危险因素的人群。

其二,慢性阻塞性肺疾病频繁急性加重(≥2 次/年),重症哮喘或哮喘控制不佳,且既往痰培养铜绿假单胞菌阳性的患者。

其三,既往有结核病史。

其四,慢性鼻窦炎、类风湿关节炎或其他结缔组织病患者出现慢性咳痰或反复肺部感染的患者。

其五,既往人类免疫缺陷病毒(HIV)感染史、实体器官或骨髓移植史、接受免疫抑制治疗史,出现慢性咳痰或反复肺部感染的患者。

11. 支气管扩张患者为什么会发生咯血?血从哪里来?

肺有两组血管,即肺循环和支气管循环。起于右心室的肺动脉及其分支为低压系统,提供着肺约95%的血供。支气管动脉发自于主动脉,为高压系统,一般向肺提供约5%的血液,主要向气道和支撑结构供血。据统计,在大咯血患者当中90%的出血来自支气管循环,而10%左右的出血来自肺循环。

支气管扩张的患者支气管是迂曲变形的,与它伴行的支气管动脉也会出现相应的增粗,甚至会形成一些血管瘤样的东西。如果支气管扩张感染,炎症会腐蚀周围伴行的血管壁,可能出现不同程度的咯血。如果是毛细血管受损,痰中会带血,如果再进一步可能会是整口的鲜血。但如果出现小动脉的破裂,就会出现大咯血。

12. 呕血和咯血有哪些区别?

很多患者来就诊时非常紧张,对大夫说"我吐血了",但究竟是呕血还是咯血,患者自己也分不清。其实,咯血与呕血,称呼不一样,意思也不一样,只有正确区分呕血与咯血,才不会耽误诊断和治疗。咯血一般是肺部或支气管出血。呕血则是指呕吐物含有鲜血或血性物,多见于消化道,如食管和胃出血时容易引起呕血,患者常先有恶心感,然后发生反射性呕吐。如果呕吐物为鲜血则提示食管出血,如果呕吐物为咖啡色则表明是胃或十二指肠出血。

呕血与咯血可以从以下七点进行区别。

(1)病史

咯血患者一般有支气管肺癌、结核、支气管扩张或其他心肺疾病等;而呕血患者多有胃及十二指肠的溃疡及肿瘤,或有肝硬化等病史。

(2)出血方式

咯血一般是刺激性咳嗽后吐出,呕血前多有恶心、呕吐,继而吐出。

(3)血液颜色

咯血的颜色为鲜红色,有泡沫;呕血的颜色呈紫红色或咖啡色,无泡沫。

(4)内容物

咯血多混有痰液,而呕血多混有食物残渣及胃液。

(5)出血前症状

咯血前常伴有喉痒、咳嗽、胸闷;呕血前常伴随上腹疼痛、饱胀不适。

(6)血液反应

咯血的血液呈弱碱性;呕血的血液呈酸性。

(7)大便检查

咯血患者大便隐血试验常阴性,除吞下血液外,一般粪便正常;呕血患者常排出柏油(黑色)样便,大便潜血试验阳性。

另外,咯血还需与口腔、咽、鼻出血进行鉴别:口腔与咽部出血易观察到局部出血灶,鼻腔出血多从前鼻孔流出,常在鼻中隔前下方发现出血灶,诊断较容易。有时鼻腔后部出血量较多,可被误诊为咯血,如用鼻咽镜检查见血液从后鼻孔沿咽壁下流,即可确诊。

13. 支气管扩张伴大咯血常出现哪些并发症？

(1)窒息

大咯血患者的主要危险在于窒息，这是导致患者死亡的最主要原因。因此，在大咯血的救治过程中，应时刻警惕窒息的发生。一旦发现患者有明显胸闷、烦躁、喉部作响、呼吸浅快、大汗淋漓、一侧（或双侧）呼吸音消失，甚至意识不清等窒息的临床表现时，应立即采取措施，全力以赴地进行抢救。

(2)失血性休克

若患者因大量咯血而出现脉搏细速、四肢湿冷、血压下降、脉压减小，甚至意识障碍等失血性休克的临床表现时，应按照失血性休克的救治原则进行抢救。

(3)吸入性肺炎

咯血后，患者常因血液被吸收而出现发热，体温在 38 ℃左右或持续不退，咳嗽剧烈，白细胞总数及中性粒细胞百分比升高、胸片示病变较前增多，常提示合并吸入性肺炎或结核病灶播散，应给予充分的抗生素或抗结核药物治疗。

(4)肺不张

由于大量咯血，血凝块堵塞支气管；或因患者极度虚弱，镇静剂、镇咳剂的用量过度，妨碍了支气管内分泌物和血液排出，易造成肺不张。

14. 发生咯血就一定是患上了支气管扩张吗？

不一定。其实有很多疾病都会导致咯血，如肺癌、肺部感染、肺结核、肺栓塞、血液系统疾病、出凝血功能障碍等都可以引起咯血。所以说咯血不一定都是支气管扩张,但是支气管扩张大部分都有咯血症状。

15. 什么是支气管扩张急性加重? 为什么会急性加重呢?

当出现以下6种症状中的3种及以上,包括频繁咳嗽、痰量增加、脓性痰增多、呼吸困难或运动耐量下降、咯血、疲劳或全身不适,并持续48小时或以上,而且临床医生认为有必要针对病情而改变当前治疗方案,应该确定为"支气管扩张急性加重"。明确急性加重的定义对我们的治疗是有指导意义的。那什么时候容易急性加重呢? 当我们在受凉感冒、劳累、吸入粉尘等刺激性物质后就会出现呼吸道感染,感染的病原体可能是病毒、细菌、真菌、支原体、衣原体等,普通人群感冒后通过清热解毒或抗感染治疗后1周左右即会痊愈,但支气管扩张的患者感冒后很容易继发肺部感染,出现呼吸道症状加重,这时就进入了急性加重期,往往一般口服抗生素治疗无效,这时就需住院进一步治疗了。

16. 支气管扩张为何会引起肺源性心脏病?

慢性肺源性心脏病,简称肺心病,是由支气管-肺组织、胸廓或肺血管的慢性病变引起肺组织结构和功能异常,产生肺血管阻力增加,肺动脉压力增高,使右心扩张、肥大,伴或不伴右心衰竭的心脏病。根据起病缓急和病程长短,可分为急性和慢性两类。急性肺心病常见于急性肺栓塞,慢性肺心病最常见的原因为慢性阻塞性肺疾病(COPD),但支气管扩张合并感染时同样存在支气管肺组织及周围血管的炎症,炎症因子刺激性导致缩血管物质分泌增多,扩血管物质分泌减少,同时,感染状态下患者可能出现缺氧,导致肺血管痉挛收缩,最终导致肺动脉压力升高,此时右心室的血液要泵入肺动脉阻力就增加了,右心室做功增加,导致右心室肥大。肺动脉高压早期,右心室尚能代偿,舒张末压仍正常。随着病情的进展,特别是急性加重期,肺动脉压持续升高且严重,超过右心室的负荷,右心功能失代偿,右心排血量下降,右心室收缩末期残留血量增加,舒张末压增高,促使右心室扩大和右心室功能衰竭,此时外周静脉血回心受阻,导致血液在外周大量淤滞,从而出现腹胀、下肢水肿等症状和体征。支气管扩张反复发作也是引起肺心病的原因之一。支气管扩张主要以局部支气管不可逆性解剖结构异常为特征,主要致病因素为支气管的感染、阻塞和牵拉。支气管扩张导致局部支气管扭曲变形,伴行的血管相应的也会扭曲,会导致肺动脉压力的升高,同时反复发生的下呼吸道感染,常因并发化脓菌感染而引起肺炎、肺脓肿、肺坏疽、脓胸、脓气胸,最终出现肺组织广泛纤维化,肺毛细血管床遭到严重破坏时,可导致肺动脉循环阻力增加,肺动脉高压形成,病情逐渐进展,即可引起慢性肺源性心脏病。

17. 支气管扩张如何确诊?

普通的 X 射线检查对支气管扩张的诊断敏感性较差,早期的轻微病变在 X 射线上无明确显示,严重的支气管扩张在 X 射线上可表现为"卷发状"或"蜂窝状",痰液较多时可看到液平,由于其局限性,现在应用相对较少。

支气管造影术可确诊支气管扩张,而且可明确扩张的部位、范围和性质,拟行外科手术的患者通过检查可明确手术部位,但如果患者一般状况差、造影剂过敏或伴有气流阻塞或存在气道高反应,则不适合此项检查,同时该检查可引起明显咳嗽等副作用,随着薄层 CT 扫描的开展,该项检查也基本淘汰了。

胸部 CT 检查是肺部疾病最常用的一种检查手段,特别是薄层 CT 扫描(层厚 0.5 毫米)能清晰地显示扩张的支气管肺段及病变范围,非常敏感,同时没有副作用,基本已经取代支气管造影术。

18. 胸部 CT 报告中提到的"柱状改变"和"囊状改变"是什么意思？

支气管扩张的患者,胸部 CT 报告在描述中常提到"柱状改变、囊状改变或囊柱状改变、轨道征、印戒征"等,其实这是基于支气管扩张的解剖学部位和形态学改变,同时结合其在影像学上的表现,进行的一个分类。扩张的支气管,因为支气管走向不同,所以 CT 表现也不同,扩张的支气管走行方向如果与 CT 扫描横断面相同,则表现为"轨道",如果垂直则表现为"囊状",扩张明显的支气管与伴行的支气管动脉相邻,看起来像钻戒,所以叫"印戒征"。柱状扩张常发生于 6～8 级支气管,痰少,常表现为"干性支气管扩张",囊柱状介于柱状和囊状之间,痰量多,囊状扩张常有大量脓痰。

19. 支气管扩张会影响肺功能吗？肺功能检查会有什么发现？

早期的支气管扩张,不影响通气,患者无明显胸闷、喘息及活动耐力的下降,对肺功能是没有影响的,行肺功能检查,可能仍提示正常肺功能;但随着反复感染的发生,炎症刺激导致支气管黏膜充血,水肿肥厚,继而出现管腔狭窄,严重的支气管扩张患者由于支气管周围肺组织化脓性炎和广泛的肺组织纤维化,可并发阻塞性肺气肿,此时行肺功能检查可提示阻塞性通气功能障碍,根据严重程度,可分为轻度、中度及重度,往往每感染一次,肺功能就受一次打击,下降一个平台,一旦出现肺功能严重下降,往往提示患者预后差。但对于有咯血的支气管扩张患者,是不建议行肺功能检测的,在肺功能检测过程中会嘱咐患者用力深吸气及猛吹气,这个过程可能会加重出血,严重时危及生命,所以肺功能检查一定在病情稳定时进行。

20. 支气管扩张患者为什么要做气管镜检查?

气管镜是我们呼吸科常用的一种检查及治疗方法,患者麻醉后一条带光源的极细的软镜(4毫米、5毫米等不同规格)通过鼻腔、咽腔、声门,再进入气管,可以观察气管及近端支气管各个叶段的情况。如果看到异常情况,就可以直接取标本进行化验,明确诊断。如果看到大量分泌物或异物,还可以通过气管镜吸引分泌物或钳取异物,进行镜下治疗。总之,气管镜检查是我们呼吸科不可缺少的一项检查,虽然这项检查对支气管扩张的诊断没有很大的帮助,但对支气管扩张的治疗意义重大。

第一,支气管扩张患者往往有大量脓痰,年轻患者,咳嗽有力,可自行经口咳出脓痰,起到引流作用。但年龄偏大或体质虚弱患者,无力咳嗽时,大量脓痰堵塞气道,很容易引起窒息,危及生命。这种情况下,可以为患者进行气管镜检查,对各个叶段的脓性分泌物进行充分吸引,还可以对病变部位进行肺泡灌洗治疗(也就是通俗说的洗肺)。这样加强了引流,通畅了气道,既可以快速缓解患者胸闷症状,又能够缩短病程,是一种极好的辅助治疗方法。

第二,支气管扩张患者常合并细菌、真菌、病毒等感染,如果能明确病原体,进行针对性的治疗,那么就会事半功倍。想要明确病原体,最常用的方法就是痰培养,但普通痰培养阳性率低,而且污染菌多见,对临床指导意义有限。这时候如果给患者进行气管镜检查,就可以留取支气管肺泡灌洗液送检,培养的阳性率和准确率相对会提高。同时灌洗液还可以用二代测序技术(NGS)进行检测,通过与上千种微生物序列进行比对,最终分析出灌洗液中都有哪些微生物,再进行针对性的治疗。而且检测时间短,快的当天就可以出结果,这对一些重症患者意义尤其重大,尽早明确,尽早治疗,就有更大的概率挽回生命。

第三,支气管扩张患者常伴随咯血,小量咯血不会对患者的生命有影响,一旦出现大咯血,就会直接威胁患者生命。短时间内大量血液涌出,如不能及时咳出,血凝块就会很快堵塞气道引起窒息,这时紧急气管镜检查就会吸引出堵塞气道的血凝块,起到快速通畅气道的作用,从而维持气道通气功能,抢救生命。若持续出血,还可以镜下观察出血部位,在出血部位应用止血药物起到局部止血的作用,若出血量大,不易止血时,还可以在出血支气管放置球囊,堵塞出血支气管,这样血液就局限在局部,不会堵塞其他气道,起到保护健侧肺的作用。

第四,幼儿支气管扩张除了感染,还有一个最主要的原因就是气道异物阻塞,包括花生米、杏仁等干果,还有学龄儿童常见的笔帽、橡皮等。如果异物不取出,就会引起反复肺炎,影响孩子肺功能。这时最好用的方法还是气管镜,气管镜检查可以直接看到异物部位,再应用异物钳、网篮等特有的工具取出异物,这样气道就通畅了。

第五,对于一些吸入有毒有害气体、粉尘或食物反复误吸入气道的患者,气管镜同样能起到很好的作用。在吸入早期尽早进行气管镜下肺泡灌洗术,可以灌洗出大多数有害物质,尽可能减少有害物质对支气管及肺的损害。

第六,支气管扩张患者外科手术后如再次出现咯血或咳脓痰,可以行气管镜检查了解手术残端情况,是否有肉芽、线头、溃疡等情况,对下一步治疗有指导意义。

21. 怀疑由先天或遗传因素导致支气管扩张的患者需要做什么检查?

对于怀疑由免疫功能缺陷导致支气管扩张的患者,一般对体液免疫及细胞免疫功能进行检测,比如抽血查 IgG、IgA、IgM 等免疫球蛋白指标;如果怀疑纤毛功能障碍,可以通过气管镜检查对气道黏膜进行活检,对活检标本进行电镜检查;如果怀疑囊性纤维化,可测定汗液的钠浓度,还可以进行相关基因的检测。

22. 支气管扩张合并细菌感染时怎么抗感染治疗?

经验性抗菌治疗前送检痰培养加药敏试验,中重度患者的经验性用药建议选用具有抗假单胞菌活性的抗菌药物治疗,推荐疗程为14天,并及时根据病原体检测及药敏试验结果和治疗反应调整抗菌药物治疗方案。有些患者在入院前自诉已在诊所输注头孢菌素1~2周,效果不好,殊不知支气管扩张患者因感染病原体的特殊性,主要为铜绿假单胞菌,也有可能是肺炎克雷伯杆菌或大肠埃希菌,普通的第一代和第二代头孢菌素对这些细菌均无效,且多数第三代头孢对这些细菌无效,这也就是院外输液治疗效果不好的原因,所以口服抗菌药只有左氧氟沙星、莫西沙星有效,阿莫西林克拉维酸钾及第三代头孢(头孢克肟)可能有效,所以不能随便服用抗菌药,无效的同时还可能诱发耐药。输注的第一、二代头孢菌素无效,第三代头孢菌素中仅有头孢他啶及头孢哌酮舒巴坦有效,第四代头孢菌素(头孢吡肟)有效,普通青霉素耐药率高,所以加酶抑制剂的哌拉西林他唑巴坦/舒巴坦应用较多,同时特殊的β-内酰胺类如氨曲南也有效,碳青霉烯类抗生素如美罗培南、比阿培南等是有效的;除此之外,氟喹诺酮类的左氧氟沙星、莫西沙星有效,氨基糖苷类的依替米星也可以选择,必要时需联合用药。

23. 支气管扩张合并感染痰液黏稠咳不出时怎么办?

(1)服用化痰或黏液溶解剂

如乙酰半胱氨酸泡腾片、氨溴索片、桉柠蒎等,但最有效的化痰药物实际上就在我们身边,那就是生命之源——水。我们常说水是最好的化痰药,如果体内缺乏水分,什么化痰药物都起不到作用,所以我们要少量多次饮水,稀释痰液。

(2)雾化疗法

达到湿化气道、稀释痰液的目的,适用于痰液黏稠和排痰困难者,常用的雾化药物有乙酰半胱氨酸雾化溶液、氨溴索雾化溶液等,也可雾化异丙托溴铵或特布他林等扩张气道,促进痰液排出,但切记支气管扩张并感染患者不建议雾化吸入类糖皮质激素,易加重局部感染。

(3)胸部叩击,机械震动排痰

适用于久病体弱、长期卧床、排痰无力者,排痰时结合一定的体位,效果更佳。

(4)体位引流

体位引流是力与重力作用使肺支气管内分泌物排出体外,又称重力引流,适用于肺气肿、支气管扩张等大量痰液排出不畅患者。由于人体支气管走向四面八方,随着体位变动,支气管开口方向也在变动,所以支气管扩张还有慢性支气管炎患者晨起及晚睡前体位变动时都会出现咳嗽、咳痰。体位引流也是基于这个原理,使病变部位抬高,引流的支气管开口向下,使痰液流入大气道而咳出,所以体位引流的效果与所选择的体位正确与否有关,一般根据扩张支气管所在部位选择不同的引流体位。一般每次引流15 ~ 30分钟,每日2 ~ 3次,配合祛痰药物和胸部叩击效果更好。

(5)机械性吸痰

机械性吸痰适用于长期卧床、体质虚弱、无力咳出黏稠痰液、意识不清或排痰困难者,可以是吸痰管盲吸,也可以应用气管镜更精确地吸痰。

24. 支气管扩张咯血了怎么办?

咯血是支气管扩张最常见的一种症状,可以是痰中带血,也可以是满口鲜血,量可大可小,从几毫升至上百毫升。少量咯血抗感染治疗后即可消失;中等量咯血,抗感染治疗同时应用止血药物也可以好转。止血药物口服的有卡巴克洛(每次10毫克,每日3次),或维生素K_4(每次4毫克,每日

3次),或云南白药胶囊(每次2粒,每日3次,严重时紧急服用保险子1粒),静脉应用的有氨甲苯酸、6-氨基己酸、酚磺乙胺等,效果差时可以应用垂体后叶激素。如果药物治疗效果欠佳时就要考虑介入治疗(选择性支气管动脉栓塞术)或者外科手术。严重咯血时会出现血凝块堵塞气道导致窒息,所以大咯血时最重要的救治就是通畅气道,患侧在下,健侧在上,尽可能保护健侧肺,同时尽可能把血咳出来,以防堵塞气道,必要时吸痰管吸引或紧急床旁气管吸引,效果差时紧急气管插管呼吸机辅助呼吸,维持生命体征。

25. 支气管动脉栓塞术是个什么手术?安全吗?

　　选择性支气管动脉栓塞术是一种介入治疗手段,介于外科、内科之间的一种治疗方法,通俗地讲就是把出血的血管用一种医用物质堵住,这样就起到了止血的作用,目前在临床上应用较多,呼吸道出血、消化道出血等均可以采取这种方法,因为是微创,而且在局部麻醉下就能操作,所以大多数患者在需要时都可以进行,操作过程通常是在手腕或大腿根的血管处插入导管(2毫米左右),再在影像设备(X射线多用)的引导下将导管进入相应的部位(提前了解病情,从最可能的出血部位开始),打入造影剂寻找出血的血管,然后再通过导管置入栓塞物(明胶海绵),就起到堵塞作用。如果能顺利找到异常血管,效果往往立竿见影,进入手术室时还是一口一口咯血,栓塞完之后就一口都不咯了。但也不是所有的患者都能找到出血的血管,如果找不到,可以把病变侧的支气管动脉进行栓塞,这样也能起到止血作用。因为肺有两套供血系统(支气管动脉及肺动脉),所以支气管动脉栓塞后不影响血供。但消化道就不行了,只有一套供血系统,如果找不到出血血管,是不能进行栓塞的,以防引起栓塞血管对应的组织缺血性坏死。

26. 支气管扩张伴有咯血是否可采用支气管动脉栓塞术?

支气管扩张患者往往合并咯血,小量咯血通过抗感染及止血药物应用,多数能好转,但部分患者会出现大咯血,药物治疗效果差,外科手术治疗来不及(术前准备及手术风险评估均需要时间)或因肺功能太差不能耐受,这时就需要介入治疗,也就是选择性支气管动脉栓塞术。与外科手术相比,介入治疗不用开刀,只有一个穿刺口,局部麻醉下就能完成,麻醉风险小,损伤小,恢复快,对正常器官的影响小,多数患者效果较好,术后仅需卧床休息,给予抗感染治疗,加强营养,继续观察有无咯血情况。但有的患者栓塞后效果欠佳,仍反复咯血,可能需要行第二次栓塞,也有部分患者这次栓塞完不咯了,下次还会复发,可能与患者存在多支血管供血或肺动脉供血有关。其次,选择性支气管动脉栓塞虽然是一种微创手术,有很多优点,但也有副作用和并发症,应高度重视。有报道,个别病例供应脊髓的脊髓前角动脉与支气管动脉有共同的血供,此时如果行支气管动脉栓塞术,就可能引起脊髓前角动脉的栓塞,造成脊髓横断性损伤,发生截瘫。也有患者对造影剂过敏,严重的可能出现过敏性休克,因此,无论是医生还是患者及其家属都要高度重视这些可能的严重后果。

是不是所有咯血患者都能行选择性支气管动脉栓塞术呢?也不是,如果情况允许,应尽可能明确咯血的原因、部位及病变范围,如果是肺癌、肺结核、肺曲菌病、支气管扩张、动静脉畸形等,是可以栓塞的,但如果大咯血是由肺栓塞引起的,此时就不宜进行栓塞治疗,如果是血管炎或白塞综合征等结缔组织病引起的咯血,栓塞效果往往不好,激素就可以起到很好的作用。所以如果患者一般状况许可,是需要行肺动脉CTA检查除外肺栓塞的。除了危及生命需急诊介入手术的病例外,支气管扩张患者术前都需要进行胸部CT及支气管镜等检查,以便介入医生了解病变部位及范围,这样才能制订出最合适的治疗方案,同时更客观地评估手术效果、风险及预后等;术前还需完善血常规、尿常规、肝肾功能、凝血功能测定、输血四项检查、心电图检查及碘过敏试验等。如果患者血小板低下或者凝血功能异常，可对症输血小板、新鲜血浆或凝血因子，凝血功能纠正后方可考虑介入手术治疗，以免在手术过程中因凝血异常导致出血难以控制，影响手术效果及危及生命。

27. 支气管扩张能行外科手术治疗吗？

感染是支气管扩张最重要的发病因素及临床表现，随着抗菌药物的临床应用，多数支气管扩张患者通过抗感染治疗就可以控制病情。规范的抗感染治疗可以让患者较长时间内不发病，此时是无须手术的，所以外科手术治疗已较少见。极少数患者病变范围较局限，位于一侧肺组织，或局限在一个肺叶或者肺段，经内科治疗仍反复感染或咯血，可行外科手术以彻底治愈。而双侧弥漫性、进展性的支气管扩张患者是不适宜行外科手术的，除非出现严重的大咯血危及生命，而内科药物治疗及介入治疗均无效时可选择手术切除出血部位。支气管扩张行肺切除手术，对患者长期生活质量的影响还取决于切除肺叶的范围。如果仅是肺叶或肺段小范围的切除，术后肺功能可通过健康肺组织代偿，对患者日常生活不会造成大的影响；但如果切除肺组织较多，甚至切除一侧肺时，就会明显影响肺功能，日常生活会受到明显影响；如果患者年龄大，基础疾病多或本身合并肺部其他疾病时，术中及术后风险也会相应增大，这是就要充分评估风险与获益。因此，支气管患者进行外科手术前都应当全面评估手术利弊。

28. 支气管扩张和支气管哮喘患者吸入药物治疗一样吗？

吸入治疗是慢性气道疾病稳定期一个很重要的治疗方法，目前临床常用的吸入药物有激素类及扩张支气管类，激素类代表药物有布地奈德、丙酸倍氯米松、氟替卡松等,而支气管扩张剂则包括两大类,β_2 受体激动剂和胆碱能受体阻滞剂,前者代表性的药物有沙美特罗、福莫特罗、维兰特罗等,后者代表性的药物有噻托溴铵、格隆溴铵、乌美溴铵等。临床上根据疾病及病情不同,可选择单用、二联或者三联药物进行吸入治疗。支气管哮喘患者由于其特殊的发病机制,需要吸入含激素的制剂,严重的支气管哮喘合并慢性阻塞性肺疾病患者,可以吸入三联制剂(布地格福、布地奈德/格隆溴铵/福莫特罗),而慢性支气管炎发展而来的慢性阻塞性肺病,早期往往选择单支扩剂(噻托溴铵),严重时可吸入双支扩剂(格隆溴铵/福莫特罗或乌美溴铵/维兰特罗),再严重的患者可以吸入三联药物。那么对于支气管扩张患者,研究发现,也存在可逆性气流阻塞和气道高反应,这类改变对痰液引流有一定的影响,因此,可以用支气管扩张剂进行治疗,不仅可以缓解胸闷、气急等症状,还有利于痰液排出。早期不严重的病变,或者病变范围较局限的,支气管肺结构破坏较小,肺功能没有明显下降,是不需要吸入药物治疗的,那么对于双肺多发弥漫病变的支气管扩张患者,反复感染导致肺功能严重下降,活动后胸闷、喘息症状明显,此时就需要吸入药物治疗了,首选单支扩剂(噻托溴铵粉剂),可以显著改善患者肺功能,减轻症状,但若单用药物效果不好时可考虑使用双支扩剂,往往不常规应用含激素的制剂。因为支气管扩张患者支气管扭曲变形,本就容易感染,若吸入激素,可能会降低局部抵抗力,增加感染风险,尤其是真菌感染的风险。但若是支气管扩张合并支气管哮喘,双支扩控制不佳时需要更换为含激素的制剂,这时就要更加重视痰液的情况。那支气管扩张剂会使扩张的支气管更加严重吗? 这是不会的,支气管扩张是反复感染导致支气管及肺结构改变,而支气管扩张剂是通过作用于受体从而起到松弛支气管平滑肌的作用,对支气管及肺的损害的结构没有作用,所以不会导致支气管扩张的加重。

29. 支气管扩张中医治疗有效吗?

支气管扩张是可以中西医结合治疗的。支气管扩张在西医范畴发病机制相对确切,感染多是诱发急性加重的因素,临床主要表现是反复咳嗽、咯脓痰伴间歇性咯血,所以急性感染期西医抗生素治疗效果较好,稳定期则无特殊治疗;在中医范畴则属于"咳嗽""咯血""肺痈",急性期中医抗炎作用弱,但在慢性稳定阶段,中医调理治疗更有优势。按中医辨证施治原则,支气管扩张主要有以下 8 种类型及治疗方法。

(1)痰热壅肺证

痰热壅肺证:①痰色黄,或痰质稠,或脓痰;②发热,或口渴;③大便秘结;④舌红,或苔黄或苔黄腻,脉数或滑数。符合①,加②、③、④中 2 项。

1)治法:清热化痰。

2)方药:千金苇茎汤(《备急千金要方》。药物组成:芦根、薏苡仁、冬瓜仁、桃仁)(推荐强度:强推荐。证据级别:B)。加减:咯痰黄稠不利,加桑白皮、射干、瓜蒌、浙贝母;咳逆气急、咯痰浓浊量多,加瓜蒌子、葶苈子;大便秘结,加生大黄、枳实;心烦口渴,加生石膏、天花粉。水煎服,先煮芦根,去滓,内诸药,煮取成汤。

3)中成药:①肺力咳合剂(推荐强度:强推荐。证据级别:C)。功能主治:清热解毒,镇咳祛痰。用于痰热犯肺所引起的咳嗽痰黄,支气管哮喘、气管炎见上述证候者。药物组成:黄芩、前胡、百部、红花龙胆、梧桐根、白花蛇舌草、红管药。用法用量:口服,成人每次 20 毫升,每日 3 次;或遵医嘱。不良反应:不明。②一清胶囊(推荐强度:强推荐。证据级别:D)。功能主治:清热泻火解毒,化瘀凉血止血。用于火毒血热所致的身热烦躁、目赤口疮、咽喉牙龈肿痛、大便秘结、吐血、咯血、衄血、痔血;咽炎、扁桃体炎、牙龈炎见上述证候者。药物组成:黄连、大黄、黄芩。用法用量:口服,每次 2 粒(每粒0.5 克),每日 3 次。不良反应:偶见皮疹、恶心、腹泻、腹痛。③痰热清胶囊(推荐强度:强推荐。依据:专家共识)。功能主治:清热,化痰,解毒。用于风温肺热病属风热袭肺证,症见发热、恶风、咳嗽、咯痰,或咽痛、流涕、口干等。药物组成:黄芩、熊胆粉、山羊角、金银花、连翘。用法用量:口服,每次3 粒(每粒 0.4 克),每日 3 次,疗程 7 天。不良反应:个别患者出现腹胀。④清咳平喘颗粒(推荐强度:弱推荐。依据:专家共识)。功能主治:清热宣肺,止咳平喘。用于咳嗽气急甚或喘息、咯痰色黄或不爽、发热、咽痛、便干、苔黄或黄腻等。药物组成:石膏、金荞麦、鱼腥草、麻黄(蜜炙)、炒苦杏仁、川贝母、矮地茶、枇杷叶、紫苏子(炒)、甘草(炙)。用法用量:开水冲服,每次

10克,每日3次。不良反应:不明。

(2)络伤咯血证

络伤咯血证:①咯血、血色鲜红或暗红;②痰中带血。符合①、②中1项。

1)治法:凉血止血。

2)方药:咳血方(《丹溪心法》)。药物组成:青黛、瓜蒌子、诃子、海粉、栀子(推荐强度:弱推荐。证据级别:C)。加减:咳甚,加苦杏仁。水煎服。

3)中成药:①云南白药胶囊(推荐强度:强推荐。证据级别:C)。功能主治:化瘀止血,活血止痛,解毒消肿。用于跌打损伤、瘀血肿痛、吐血、咯血、便血、痔血、崩漏下血、手术出血、疮疡肿毒及软组织挫伤,闭合性骨折,支气管扩张及肺结核咯血,溃疡出血,以及皮肤感染性疾病。药物组成:国家保密方,本品含草乌(制),其余成分略。用法用量:口服,每次1~2粒(每粒0.25克),每日4次。若出现突发大咯血,每瓶药品中有两粒保险子,可紧急服用1粒。不良反应:极少数患者服药后出现过敏性药疹,出现胸闷、心慌、腹痛、恶心呕吐、全身奇痒以及躯干、四肢等部位出现荨麻疹。②裸花紫珠颗粒(推荐强度:强推荐。依据:专家共识)。功能主治:消炎,解毒,收敛,止血。用于细菌感染引起的炎症、急性传染性肝炎、呼吸道和消化道出血。药物组成:裸花紫珠。用法用量:开水冲服,每次1袋(每袋3克),每日3次或4次。不良反应:不明。说明:络伤咯血证属于兼证类。支气管扩张常见证型包括实证类(痰热壅肺证、痰湿阻肺证、肝火犯肺证)、虚证类(肺脾气虚证、气阴两虚证、肺肾气虚证、阴虚火旺证),均可单独出现,亦可兼夹络伤咯血证,临床治疗可在其他证型基础上,加用本证型方剂或中成药。

(3)痰湿阻肺证

痰湿阻肺证:①咯痰,痰色白;②痞满;③纳呆,或食少;④周身沉重;⑤舌苔白腻,脉滑或弦滑。符合①,加②、③、④、⑤中2项。

1)治法:燥湿化痰,理气止咳。

2)方药:二陈平胃散(《症因脉治》)。药物组成:姜半夏、茯苓、陈皮、麸炒苍术、厚朴、甘草(推荐强度:强推荐。证据级别:C)。加减:咳逆气急、痰多胸闷,加白前、紫苏子、莱菔子;久病脾虚、神疲,加党参、白术。水煎服。

3)中成药:祛痰止咳颗粒(推荐强度:强推荐。证据级别:依据专家共识)。功能主治:健脾燥湿,祛痰止咳。主要用于慢性支气管炎及支气管炎合并肺气肿、肺心病所引起的痰多、咳嗽、喘息等症。药物组成:党参、水半夏、芫花(醋制)、甘遂(醋制)、紫花杜鹃、明矾。用法用量:温开水冲服,每次2袋(每袋3克),每日2次。不良反应:不明。

(4)肝火犯肺证

肝火犯肺证:①气逆咳嗽,咳引胸胁,少量白黏痰;②口苦咽干,心烦易怒,情绪诱发;③舌红,苔薄白或薄黄,脉细弦。符合①,加②、③中1项。

1)治法:清肝宁肺。

2)方药:泻白散合黛蛤散(《小儿药证直诀》《医说·卷四》。药物组成:地骨皮、蜜桑白皮、青黛、蛤壳粉、炙甘草)(推荐强度:强推荐。证据级别:C)。加减:咳嗽频作,痰黄,加栀子、牡丹皮、浙贝母、枇杷叶;胸闷气逆,加枳壳、旋覆花;痰黏难咯,加海浮石、浙贝母、竹茹。水煎服。

3)中成药:加味逍遥丸(推荐强度:弱推荐。依据:专家共识)。功能主治:舒肝清热,健脾养血。药物组成:柴胡、当归、白芍、白术(麸炒)、茯苓、甘草、牡丹皮、栀子(姜炙)、薄荷,辅料为生姜。用法用量:口服,每次1袋(每袋6克),每日2次。不良反应:不明。

(5)肺脾气虚证

肺脾气虚证:①痰色白,或痰质稀;②气短,动则加重;③自汗,或易感冒;④纳呆,或食少;⑤神疲,或乏力,动则加重;⑥痞满,或腹胀,或便溏;⑦舌体胖大或有齿痕,脉沉细或沉缓或细弱。符合①、②、③中2项,加④、⑤、⑥、⑦中3项。

1)治法:健脾益气,化痰止咳。

2)方药:六君子汤合三子养亲汤(《妇人良方》《韩氏医通》。药物组成:人参、白术、茯苓、陈皮、法半夏、炙甘草、紫苏子、白芥子、莱菔子(推荐强度:强推荐。依据:专家共识)。加减:大便秘结,临服加熟蜜;冬天,加生姜;痰涎壅盛,加葶苈子、大枣;痰多黄稠,加连翘、黄芩。水煎服。

3)中成药:①人参健脾丸(推荐强度:弱推荐。依据:专家共识)。功能主治:健脾益气,和胃止泻。用于脾胃虚弱所致的饮食不化、脘闷嘈杂、恶心呕吐、腹痛便溏、不思饮食、体弱倦怠。药物组成:人参、白术(麸炒)、茯苓、山药、陈皮、木香、砂仁、炙黄芪、当归、酸枣仁(炒)、远志(制),辅料为赋形剂蜂蜜。用法用量:口服,每次2丸(每丸6克),每日2次。不良反应:不明。②玉屏风颗粒(推荐强度:弱推荐。依据专家共识)。功能主治:益气,固表,止汗。用于表虚不固导致自汗恶风、面色㿠白,或体虚易感风邪者。药物组成:黄芪、白术(炒)、防风。辅料为糊精、甘露醇、矫味剂、黏合剂。用法用量:开水冲服,每次5克,每日3次。不良反应:不明。

(6)气阴两虚证

气阴两虚证:①干咳,或咳嗽痰少或痰黏难咯;②神疲,或乏力,动则加重;③自汗,或易感冒;④盗汗,或手足心热;⑤口干或咽干,或口渴;⑥舌淡白或舌红,脉沉细或细弱或细数。符合①,加②、③中1项,④、⑤、⑥中2项。

1)**治法**:养阴益气,清泻虚热。

2)**方药**:沙参清肺汤(《中医内科学》)。药物组成:北沙参、黄芪、太子参、合欢皮、白及、甘草、桔梗、薏苡仁、冬瓜子)(推荐强度:弱推荐。证据级别:依据专家共识)。加减:口燥咽干,加芦根、天花粉;纳少、大便稀溏,加白扁豆、山药、白术。水煎服。

3)**中成药**:润肺膏(推荐强度:弱推荐。依据:专家共识)。功能主治:润肺益气,止咳化痰。用于肺虚气弱所致胸闷不畅、气喘自汗。药物组成:莱阳梨清膏、党参、炙黄芪、紫菀(蜜炙)、百部(蜜炙)、川贝母。用法用量:口服或开水冲服,每次15克,每日3次。不良反应:不明。

(7)肺肾气虚证

肺肾气虚证:①痰质黏;②脑转耳鸣,腰酸腿软,不耐劳累;③畏寒肢冷,面色苍白;④舌体胖大,舌苔淡白,脉沉细。符合①、④,加②、③中1项。

1)**治法**:补肺益肾。

2)**方药**:金水六君煎(《景岳全书》)。药物组成:当归、熟地黄、陈皮、姜半夏、茯苓、生姜、炙甘草)(推荐强度:强推荐。依据:专家共识)。加减:大便溏,去当归,加山药;痰盛气滞所致胸胁不畅,加白芥子;阴寒盛而咳嗽,加细辛;兼表邪寒热者,加柴胡。水煎服,空腹时温服。

3)**中成药**:①补肺活血胶囊(推荐强度:弱推荐。证据级别:C)。功能主治:益气活血,补肺固肾。用于咳嗽气促或咳喘胸闷、心悸气短、肢冷乏力、腰膝酸软、口唇发绀、舌淡苔白或舌紫暗等。药物组成:黄芪、赤芍、补骨脂。用法用量:口服,每次4粒(每粒0.35克),每日3次。不良反应:偶见口干。②固本咳喘颗粒(推荐强度:弱推荐;依据专家共识)。功能主治:益气固表,健脾补肾。用于脾虚痰盛、肾气不固所致的咳嗽,痰多喘息气促,动则喘剧;慢性支气管炎见上述证候者。药物组成:党参、白术(麸炒)、炙甘草、茯苓、五味子(醋制)、麦冬、补骨脂(盐水炒)。辅料为糊精、乳糖。用法用量:口服,每次1袋(每袋2克),每日3次。不良反应:不明。

(8)阴虚火旺证

阴虚火旺证:①咳嗽痰少;②低热盗汗;③口舌干燥;④五心烦热;⑤舌红少苔或乏津,脉细数。符合①,加②、③、④、⑤中2项。

1)治法:滋阴降火,润肺化痰。

2)方药:百合固金汤(《周慎斋遗书·卷七·阴虚》。药物组成:熟地黄、生地黄、当归、炒白芍、甘草、桔梗、玄参、贝母、麦冬、百合)(推荐强度:强推荐。证据级别:B)。加减:咳嗽,加五味子。水煎服。

3)中成药:百合固金丸(推荐强度:强推荐。证据级别:C)。功能主治:养阴润肺,化痰止咳。用于肺肾阴虚所致燥咳少痰、咽干喉痛。药物组成:百合、生地黄、熟地黄、麦冬、玄参、川贝母、当归、白芍、桔梗、甘草,辅料为蜂蜜。用法用量:口服,每次1袋(每袋6克),每日2次。不良反应:不明。

30. 孕期支气管扩张治疗有哪些注意事项?

众所周知,孕期是一个特殊的时期,由于要考虑胎儿的情况,很多药物不能应用。如果有支气管扩张病史,妊娠前就应该积极调理身体,控制病情处于稳定状态,同时适当锻炼,均衡营养,增强体质,提高身体免疫力。这样才能尽可能减少孕期不良事件的发生。孕期则应特别注意预防感冒,因为支气管扩张的患者一旦感冒,很容易波及支气管及肺,导致感染加重,引起支气管扩张的急性加重。一旦病情复发,就应该尽早就医,及时治疗,不要担心治疗会对胎儿有影响而延误病情,这样才能最大限度地保障母亲和胎儿的安全。支气管扩张的治疗主要是抗感染治疗,如果没有过敏史,一般选用对胎儿影响相对较小的β-内酰胺类,如哌拉西林他唑巴坦/舒巴坦、头孢哌酮舒巴坦,严重的可选用碳青霉烯类如亚胺培南、美罗培南、比阿培南等,同时多饮水稀释痰液,身体许可时体位引流也很重要。但是对一些幼年发病的支气管扩张患者,到生育期时心肺功能已经受损,这时妊娠就需要谨慎,妊娠风险会大大增加,严重时危及生命。

31. 扩张的支气管还会变回正常吗？支气管扩张能治愈吗？

支气管扩张的形成过程中,受损部位的支气管壁,由于慢性炎症的反复刺激而遭到破坏,纤毛细胞受损或消失,黏液分泌物增多,同时管壁的弹力纤维受损,正常张力也消失了,导致受累的支气管变得大而松弛,向外突出或形成囊状。增多的黏液有利于细菌滋生,阻塞支气管,导致感染性分泌物聚集再进一步损害支气管壁,炎症也可以扩展到肺泡,引起支气管肺炎,瘢痕形成,使具有功能的肺组织减少。就在这样的恶性循环过程中支气管及肺结构破坏越来越严重,最终影响肺功能,导致呼吸衰竭。所以说扩张的支气管是结构改变了,破损的管壁是无法修复正常的,也就不会变回正常,也不能治愈,只有通过有效的控制感染,尽可能减少炎症对管壁的刺激,防止病变进一步进展。但如果是局限的病变,则有可能通过手术治愈。

32. 支气管扩张会影响寿命吗？

部分支气管扩张患者一有咯血,就表现得特别焦虑,尤其是一些中年患者或首次发现的患者,反复询问"我的病没事吧？不影响吧？会不会危及生命啊？",这时候我就会以病例六的张奶奶为例,对患者进行开解。张奶奶咯了大半辈子的血,仍然好好地活着,她和老伴的心态都特别好,疾病复发了就及时配合治疗,缓解了就好好生活。说了这么多,那到底影响寿命吗？这主要取决于病变的范围、进展的速度和有无并发症。

如果支气管扩张病变范围较小,没有其他并发症(或并发症小而轻微),经过积极治疗原发疾病,控制感染,清除气道分泌物,改善通气等,症状可完全消除,带病生存,不影响寿命。

支气管扩张经过积极、规范、充分的内科治疗,仍反复发生咳嗽咳脓痰和/或大咯血,如果病变范围较局限,肺功能良好、全身状况可,可请胸外科会诊后到胸外科做肺叶切除手术,如果手术顺利,部分患者可达到根治的目的,也不影响生存寿命。但如果病变范围广泛,分别于双肺或多叶段,也外科手术获益有限,此时只能继续积极内科治疗。

如果支气管扩张发病年龄早,范围广泛,反复感染导致心肺功能受损,发展至呼吸衰竭及右心衰竭,这时就会对生活质量及生存期限有影响。引起死亡最常见的原因仍是大咯血。

部分人就想问,既然肺坏了,那做肺移植手术换个肺是不是会活得更长久一些?首先,肺移植手术尚未普及,手术条件要求较高,肺源稀缺,手术费用昂贵(百万左右),不是每个有需要的人都能进行的;其次,需要移植肺才能活命的患者,基本都已经到疾病终末期,心肺功能严重受损,对手术的耐受性较差,手术风险就相对较高;最后,即使手术成功,术后排异药物应用、感染等多种问题也是一大挑战。所以肺移植现实意义不太大。

因此,得了支气管扩张不要担心能活多久,及时配合治疗,防止病情恶化才是关键。

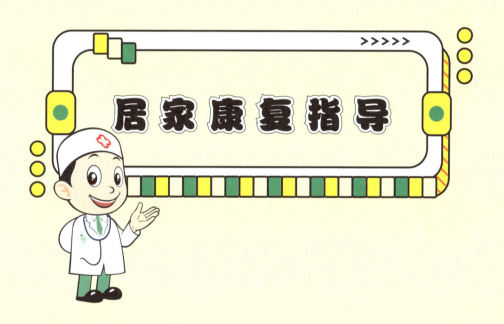

居家康复指导

33. 支气管扩张患者居家稳定期有哪些注意事项?

支气管哮喘患者居家稳定期注意事项:①学会自我监测病情,如果咳嗽加重、痰量增多或出现黄脓痰、咯血等,应立即就医。②预防呼吸道感染,也就是我们俗话说的"感冒",适时适当增减衣物,避免受凉、过度疲劳等诱因。冬季更要注意保暖,外出时可戴围巾和口罩,减少冷空气的刺激。③保证充足的营养,注意营养均衡。支气管扩张患者长期处于慢性感染状态,经常咳嗽、咳痰,增加身体的消耗,应适当多进食高蛋白及富含维生素的食物。④戒烟限酒,同时要避免吸入二手烟。⑤加强口腔护理,勤漱口,多刷牙,定期更换牙刷,防止口咽污染分泌物进入气道,加重感染。⑥适当进行运动锻炼,如散步、慢跑等,增加机体抵抗力,量力而行,以活动后无明显气急、心跳加速及过分疲劳为度。⑦学会有效的咳嗽、咳痰,促进痰液排出。⑧注意保持居室内空气清新,多通风。

34. 支气管扩张患者居家如何监测病情? 什么时候需要到医院治疗?

支气管扩张是一种慢性呼吸系统疾病,像高血压、糖尿病一样长期伴随患者,不能根治。一般情况下分为临床缓解阶段和急性加重阶段。稳定期可偶咳嗽、咳痰,痰多为白黏痰,偶有黄痰,或偶咳小口血痰,晨起时相对较多,每天痰量不超过50毫升,不影响日常生活,不需要应用抗生素治疗,可以口服化痰药物,坚持每日体位引流即可。但如果出现发热(体温超过38 ℃),咳嗽加重,痰量较平时明显增多(每日痰量在100毫升左右或更多),出现黄绿色脓臭痰,甚至出现咯血(满口鲜血,每次咯血量达50毫升以上或每日咯血量大于100毫升)、胸闷、活动后喘息、活动耐力下降、发绀、缺氧、乏力、食欲减退等,那就提示病情进入急性加重期,这时就需要我们关注了。除此之外,支气管扩张患者居家可备一个指脉氧监测仪,随时随地监测心率及血氧饱和度,如果指脉氧较平时明显下降,则需要特别关注是否有病情加重情况。一旦出现病情加重,就需要及时到医院就诊。

35. 支气管扩张患者居家咯血怎么办?

对于部分支气管扩张患者,咯血可能就是家常便饭,还有一些患者可能是初次出现。不管什么情况,首先要尽量保持心态平静,减少紧张情绪,因为紧张时血压会升高,会加重出血。少量咯血的患者,适当口服止血药物,如云南白药、安络血、维生素 K 等,同时可口服抗菌药物。因支气管扩张感染病原体的特殊性,多为铜绿假单胞菌、肺炎克雷伯杆菌、流感嗜血杆菌等革兰氏阴性杆菌感染,多数口服抗生素是无效的,仅左氧氟沙星、莫西沙星、头孢克肟、阿莫西林克拉维酸钾片有效,可自行选择一种服用或两种不同类型的联合服用。若咯血进一步加重,则需至医院进一步治疗。

36. 支气管扩张患者居家大咯血时防止窒息的措施有哪些?

大咯血时首先应注意大咯血窒息的识别,如患者突然出现胸闷、气急、咽痒、咳嗽、两眼凝视、表情呆滞、大汗淋漓、牙关紧闭,甚至意识不清等,高度提示可能发生窒息。如果患者在家中出现大咯血,首先最重要的措施就是保持呼吸道的通畅,积极采取头低脚高的俯卧位或患侧卧位(有扩张的一侧肺在下面),消除患者的紧张和恐惧心理,鼓励患者咳出滞留在气道或者喉咽部的血块。如果患者意识不清,需迅速将患者上半身垂在床边,扶持好,防止坠落,手指包裹后撬开患者牙关,边叩击背部边抠出口咽部的血凝块,同时尽快拨打急救电话"120"联系急救机构,尽可能让专业的医生第一时间赶到现场帮助患者。

37. 支气管扩张患者居家如何预防大咯血?

预防大于治疗,任何疾病都是不发生最好,那么对于支气管扩张的患者,大咯血有时是致命的,如何来预防呢? 应从以下几个方面预防大咯血的发生。

(1)调节饮食

支气管扩张患者适合进食凉或温的食物,避免进食太热的食物、坚硬的食物、辛辣刺激的食物等,避免饮浓茶、咖啡、酒等刺激性饮料,应多饮水,多食用富含纤维素的食物,以保持大便通畅。大便干结时可使用开塞露帮助排便,防止过度用力诱发咯血。

(2)预防感冒

感冒是支气管扩张急性加重最主要的诱因,感冒后加重咳嗽、咳痰症状,而咳嗽会引起肺内压增高,从而导致血管损伤或血管瘤破裂,引起大咯血,所以预防感冒是居家保健的重中之重。首先,合适的衣着很重要,不能太单薄,也不能穿太多,以不冷也不出汗为宜,尤其是老年人,冬季往往穿很多层衣服,稍动就出满身汗,这样汗落了自己又要把湿衣服暖干,在这个过程中不知不觉就感冒了,所以老年人常说的一句话就是"我穿了这么多,又没受凉怎么还会感冒",就是这个道理。其次,多饮水,保持咽腔湿润,少吃易上火的食物,冬季开暖气后尽量保持室内合适的温度和湿度,这样才能尽可能减少感冒次数。

(3)"管理空气"

房间要经常通风,每天2次,每次至少半小时,保持适宜的温度(一般18~25 ℃)和湿度(一般40%~70%),尤其是冬季暖气开放的时候,积极预防"暖气病"。

（4）锻炼身体

支气管扩张患者要根据自己的心肺功能,进行适度的体育锻炼,量力而行,不劳累,不强求,同时可以做呼吸操,进行呼吸功能锻炼,练习太极拳、八段锦等。

（5）备急救药

家里要备小药箱,尤其要备足止咳药物,如复方甲氧那明、氨酚双氢可待因;化痰药物,如乙酰半胱氨酸泡腾片、氨溴索片等;止血药物,如云南白药、安络血等;镇静药物,如地西泮(安定)等。注意:要及时更换小药箱里的过期药物。

（6）戒烟、限酒

吸烟及饮酒都会刺激气道诱发咳嗽,从而诱发咯血。

（7）调整情绪

稳定的情绪容易维持血压稳定,舒畅心情,保持疾病稳定。

38. 有没有能预防支气管扩张的疫苗？ 支气管扩张患者如何正确接种疫苗？

支气管扩张发病机制复杂,除了先天性因素外,后天因素主要是感染和阻塞,尤其是与儿童时期一些特殊的感染性疾病有关系,如幼儿麻疹、百日咳、结核等。当这些微生物侵入气道引发支气管肺炎时,炎性分泌物阻塞支气管,破坏和削弱支气管管壁的弹性,可致支气管柱状和囊状扩张。所以目前还没有研制出能直接预防支气管扩张的疫苗。但是我们可以为幼儿接种百日咳、麻疹、卡介苗等疫苗(也就是俗话说的打预防针),减少相关疾病的发生,从而减少引起支气管扩张的高危因素,最终减少支气管扩张的发生。实际上,自从加强疫苗接种后,儿童时期支气管扩张的发生已经明显减少了。

已经患支气管扩张的人群,减少急性加重的次数则是其治疗目标,而呼吸道感染是引起急性加重最主要的因素,流感疫苗及肺炎球菌疫苗的接种可以有效地预防冬季感冒及肺炎的发生,相应的也减少了支气管扩张急性加重的次数。每年的 9～10 月是疫苗接种的最佳时机，由于流感病毒变异快，需每年接种，肺炎球菌疫苗，一般能持续 5 年以上或更久，因此，再次接种肺炎疫苗，需要间隔 5 年以上。接种前提是病情稳定期，如果这个时期病情不稳定，可以先治疗疾病，待病情稳定后再行接种。

39. 是不是所有人群都适合接种疫苗？接种疫苗可能会有哪些不良反应？

疫苗是人类历史上预防疾病最有效的方法之一。随着疫苗的普及，很多对人类危害较大的公共卫生疾病得到了很好的控制，因绝大多数疫苗只含有病原微生物的部分成分，所以现代疫苗是相对安全的。但是由于个体差异及身体状况不同，以下人群不适宜使用疫苗：①对疫苗中的任何一种成分（如辅料、甲醛、裂解剂等）过敏者，或在接种其他疫苗时发生过严重急性过敏反应，如过敏性休克等；②免疫缺陷患者、肿瘤或正在进行免疫抑制治疗的患者；③患急性疾病、严重的慢性疾病、慢性疾病急性发作期、感冒、发热者；④妊娠期和哺乳期的妇女；⑤未控制的癫痫和患其他进行性神经系统疾病者；⑥有吉兰-巴雷综合征病史者；⑦患有支气管哮喘、湿疹、荨麻疹及过敏体质（尤其是对鸡蛋、牛奶等蛋白质过敏）者，打预防针后易发生过敏反应，尤其是麻疹疫苗，百白破混合疫苗等致敏原较强的预防针，更易产生过敏反应。

流感疫苗和肺炎疫苗都是灭活疫苗，安全性很好，绝大多数人接种疫苗后不会有不良反应，少部分人接种后在接种部位会出现红肿、硬结、肿胀、疼痛、瘙痒及淋巴结肿大等，也可以有发热（体温一般在 37.3～38 ℃）、腹泻、呕吐、食欲减退、疲倦等不良反应，多在 48 小时内消失。最严重的不良反应是过敏反应，尤其是过敏性休克、血管神经性水肿，严重时危及生命，需紧急就医或拨打"120"求助。这些反应可能是对疫苗或疫苗中的佐剂、残留物过敏引起的。

40. 支气管扩张患者居家口腔、咽腔、鼻腔护理有哪些注意事项？

误吸是引起支气管扩张发生及急性加重的主要原因之一，常见误吸因素有异物的吸入、有毒有害气体的吸入、胃酸及食物的吸入等。前两种多见于儿童及特殊职业者，多加注意是可以避免的，而胃酸及食物的吸入则多见于有胃食管反流病、睡眠呼吸暂停低通气综合征、脑梗死后吞咽呛咳、慢性鼻窦炎、咽炎等患者。夜间睡眠或呛咳时反流的胃酸及鼻腔和咽腔的分泌物会通过声门进入气管，如果这时候患者刚好患有牙龈炎、牙根脓肿或鼻窦炎急性期，口咽部的分泌物则会随误吸进入气管，扩张的支气管内可积聚稠厚脓性分泌物，其外周气道也往往被分泌物阻塞或被纤维组织闭塞所替代，如果不注意日常护理，病情很容易反复。所以患者应该在生活中注意口腔清洁，勤漱口、多刷牙，定期更换牙刷；卧床患者要加强口腔护理，及时清理口腔内分泌物，保持口腔清洁，防止口腔炎发生；有睡眠障碍的患者，要积极佩戴呼吸机，纠正睡眠呼吸暂停，减少夜间反流的发生；脑梗死后吞咽呛咳的患者，要及时留置胃管，鼻饲饮食，减少呛咳的发生；咽炎及鼻窦炎患者要积极根治鼻窦炎、咽炎。通过这些注意事项，积极消除诱发因素，尽量减少细菌下延至呼吸道引起感染，这对防治支气管扩张发生及急性加重有重要意义。

41. 支气管扩张患者需家庭氧疗吗？如何正确氧疗？

吸氧是我们呼吸科疾患最常用的一种治疗方法，当患者缺氧的时候就需要通过吸氧气改善缺氧状态，从而保护各个脏器。支气管扩张患者是否需要家庭氧疗，应视病情而定。对于有缺氧表现（口唇及指端发绀，或指脉氧监测血氧饱和度低于90%）、病情相对较重（活动后有胸闷、气短）的患者，氧疗可以给组织供氧，增加血氧饱和度，改善低氧血症，缓解胸闷、气喘等缺氧症状，同时，缺氧纠正后还可以减轻肺动脉痉挛收缩，降低肺动脉高压，从而防止肺心病、右心衰竭等严重并发症的发生，同时还可以促进支气管纤毛运动，有利于痰液排出。病例一的女性患者因长期支气管扩张导致肺功能严重下降，缺氧明显，不吸氧时全身发绀，血氧饱和度仅60%，严重影响活动，所以患者居家时连接一根3米长的氧气管，到哪里都带着氧气管，这样她的缺氧就有所改善，可以在室内随意活动，还能带着氧气做饭，明显改善了生活质量，也减少了对其他脏器的影响。

那吸氧有没有讲究呢？随便吸就行吗？也不是的，常用的居家氧疗方法主要是制氧机吸氧，制氧机有不同规格，需要根据患者吸氧流量的要求购买合适的规格，操作也很方便，加入纯净水，插上电，就可以产生氧气了。如果只有缺氧，没有二氧化碳潴留，吸氧浓度没有特别要求，吸氧后血氧饱和度能达到95%以上就行。但如果缺氧同时还伴随有二氧化碳潴留，则需要低流量吸氧，2～3升/分，因为过高的流量会导致二氧化碳潴留加重，从而引起二氧化碳麻醉昏迷。那怎么能知道自己有没有二氧化碳潴留呢？只有通过在医院进行动脉血气分析才能明确。所以我们要正确氧疗，避免因不正确的氧疗方法引起更严重的问题。

42. 得了支气管扩张，居家如何调整情绪？

(1) 充满信心

有些患者一旦明确自己患了支气管扩张，又了解到支气管扩张是不能根治的，就容易出现焦虑情绪，不能接受自己的身体状况，觉得"天都要塌了"；还有一些支气管扩张患者，没有经过规范治疗，反复咯血和咳嗽、咳脓痰，甚至部分患者已经影响肺功能，对日常生活产生影响，导致这些患者对治疗缺乏信心，情绪波动明显，甚至悲观失望。出现这些不良情绪都是因为对支气管扩张的预后不够了解。其实，随着医疗的发展，对支气管扩张发病原因及机制的研究也越来越深入清晰。通过疫苗接种及预防感染等手段,发病率已经有了显著的下降;而随着抗生素的问世及广泛应用,很多原来不能控制的感染,现在也能得到很好的控制;随着吸入药物的研究进展,很多因反复感染影响肺功能的患者也能通过吸入药物治疗,有效地改善肺功能;而局限的支气管扩张早期手术还可以获得痊愈;不能手术的患者,加强身体锻炼,减少受凉感冒,坚持引流排痰,也能减少继发感染及急性加重。所以,本病的预后是良好的,是可防可治的,经临床治愈后,完全可以和健康人一样学习、劳动和工作。就像我们病例六中的张奶奶一样,咯了半辈子的血,仍然积极乐观地活着。所以,得了支气管扩张,一定要保持乐观向上的心态,增强战胜疾病的信心和决心。

(2) 保持耐心

支气管扩张是一种慢性气道炎症性疾病,就像高血压、糖尿病等慢性病一样,终身伴随我们,且在一些诱因下容易反复急性加重,所以很多患者反复住院,但住院后抗感染治疗稍见效就急着出院,导致感染控制不彻底,出院后很短时间内出现再次加重,再次住院,如此反复,导致疾病控制差,且容易出现抗生素耐药,导致治疗效果越来越差。还有一些患者,院外不遵医嘱,没有坚持每日体位引流排痰,久而久之,痰液聚集到一定程度就会导致支气管扩张再次急性加重。因此,要保持耐心,按医生的要求,急性加重期,坚持足疗程的抗感染治疗,一般抗感染疗程至少2周,严重的,甚至需要3~4周,直至脓痰消失,每日不咳痰或仅有少量白黏痰;稳定期,更要坚持每日体位引流排痰,尽可能减少扩张的支气管内分泌物的聚集,这样细菌等病原体无法聚集,就无法导致感染,从而最大限度减少急性加重的发生。

(3) 调整心态,劳逸结合

支气管扩张患者,药物治疗很重要,但适当休养也是必不可少的。现代社会,工作压力大,部分患者因为有工作、生活、社会等各方面的压力,都是"挤时间"看病,每日急慌慌地来医院输水,然后再去加班熬夜搞事业,机体得不到休息,抵抗力就很差,疾病很难康复。所以支气管扩张急性加重期,一定要住院治疗,充分休息,每天按规定时间进行体位引流。随着症状的消失和体力的逐渐恢复,可以逐步增加活动量,动静相结合,但仍要"量力而行",做到不强求,不劳累。稳定期也要保证充足的睡眠,规律生活,不熬夜,不过度透支体力,适当锻炼,增强体质,工作上循序渐进,不过劳,不内卷,心态平和。总而言之，只有身体好了，一切才有可能。

43. 支气管扩张患者如何正确饮食？

我们提倡的健康生活是要保持乐观的心情、充足的睡眠、适量的运动以及均衡的营养，所以对于任何患者及健康人群来说，营养均衡都非常重要。按照我国营养学会的推荐，成年人每天摄入主食 300～500 克、蔬菜 300～500 克、水果 100～200 克、豆制品 100 克，肉不超过 200 克，油不超过 25 克，盐不超过 6 克。对于支气管扩张患者，我们建议如下。

其一，多吃高蛋白食物，如瘦肉、鸡蛋、牛奶、家禽、豆制品等，增加热量，增强抗病力。消化功能不好的患者要少吃多餐。

其二，多吃新鲜蔬菜、瓜果类富含纤维素的食物及药材，有利于润肠通便祛痰，如梨、香蕉、罗汉果、枇杷、萝卜、丝瓜、冬瓜、胖大海、豆腐、白菊花、金银花、百合、豆浆、蜂蜜、银耳、花生、柑、橙、芹菜、茭白、菠菜、莴苣、茼蒿、藕、黄瓜、绿豆芽、苦瓜、番茄、竹笋、菜瓜等。

其三，多吃含有维生素 A、维生素 C 及钙质的食物：含维生素 A 的食物有润肺及保护气管的功效，如猪肝、蛋黄、鱼肝油、胡萝卜、南瓜等；含维生素 C 的食物有抗炎、防感冒的功能，如大枣、柚子、番茄、青椒等；含钙的食物能增强气管抗过敏能力，如猪骨、青菜、豆腐、芝麻酱等。

其四，根据平日身体状况，有针对性地选择食品。例如，痰多、食少、苔白者，宜食用南瓜、莲子、山药、糯米等来健脾；多汗、易感冒者，宜选食蜂蜜、银耳、百合来补肺；咯血的患者，要增加含铁食品的摄入，如菠菜、荠菜、芹菜、番茄等蔬菜，猪肝、鸭血、猪血等动物内脏，鱼肉、瘦猪肉、牛肉、羊肉等，黄豆、黑豆等豆制品，其他的如紫菜、海带、红枣、黑木耳等含铁量也很高。如果贫血明显，除了食疗，也可以服用硫酸亚铁片等药物进行治疗。补铁的同时补充维生素 C 效果会更好。

其五，支气管扩张患者往往痰量较多，且黏稠不易咳出，故应少量多次饮水，总量在 1500 毫升以上，以补充体内消耗的水分，同时水也是最好的化痰药物,可以稀释痰液,促进痰的排出。但如果患者同时合并心脏病,有心力衰竭,则需平衡入水量和出水量。

其六,避免食用过于辛热或寒凉的食物,以免刺激呼吸道黏膜引起剧烈咳嗽及咯血。急性加重阶段,不宜食用生冷、辛辣刺激和肥腻不易消化的食物,如肥肉、火腿、香肠、咸鱼、腊肉、酒、胡椒、辣椒等,容易助热生湿酿痰,加重病情。咯血的患者,不宜食用过热的食物,少用或不用油炸煎炙及辛辣食物,不食海鲜(如虾、蟹之类)和温性食品(如狗肉、羊肉)。

44. 支气管扩张有什么食疗验方?

(1)加味白茅根粥

原料:白茅根、金银花、蒲公英各 25 克,薏苡仁、粳米各 50 克,冰糖适量。

制作:先将白茅根、蒲公英、金银花洗净,放入砂锅内煎汁,去渣,再放入洗净的薏苡仁、粳米,煮至米开粥稠时,兑入冰糖,稍煮即成。

功效:清热凉血,解毒去脓痰。

用法:每日 2 次,温热服。

(2)蜂房贝母粥

原料:蜂房 1 个、贝母 30 克、粳米 50 克,蜂蜜适量。

制作:在蜂房口上灌入蜂蜜,再入炒锅内,将蜂房和蜜炒至黄色,和贝母共研成末;再将洗净的粳米煮成稀粥,每次取 15 克药粉放入粥中搅匀,稍煮即可。

功效:清热攻毒,消痈祛痰。

用法:每日 2 次,温热服。

(3)薏苡仁桃仁粥

原料:薏苡仁 30 克、桃仁 10 ~ 15 克、粳米 100 克。

制作:先煎薏苡仁、桃仁,取汁去渣,再加入洗净的粳米同煮成粥。

功效:清热祛湿,化瘀排脓。

用法:每日 2 次,温热服。

(4)白及粥

原料:白及粉 15 克、糯米 100 克、大枣 5 枚、蜂蜜 25 克。

制作:用洗净的糯米与大枣(去核),蜂蜜,并加入适量的水煮粥。待粥将熟时,调入白及粉,改文火稍煮片刻,至汤稠即成。

功效:补肺止血。

用法:每日 2 次,温热服,10 日为 1 个疗程。

(5)白及川贝粥

原料:白及、川贝母粉各 5~10 克,粳米 100 克,砂糖适量。

制作:先以洗净的粳米加适量的水煮粥,待粥熟时,调入白及粉、川贝母粉、砂糖,再煮沸 2~3 分钟即可。

功效:润肺养胃止血,化痰止咳。

用法:每日 2 次,温热服。

(6)百合糯米粥

原料:百合 25 克、冰糖 25 克、糯米 60 克。

制作:将百合洗净,再同糯米(洗净)、冰糖一并入锅,煮成稀粥。

功效:润肺止咳,补中益气。

用法:每日 1~2 次,温热服。

(7)藕粥

原料:带节藕 100 克、糯米 60 克。

制作:带节藕洗净切成小片,加糯米(洗净),文火煮成稀粥。

功效:清热凉血、止血。

用法:每日 1~2 次,温热服。

(8)山药粥

原料:山药 50~100 克(鲜山药 150~200 克),糯米 50 克。

制作:将山药洗净切片,同糯米煮成粥。

功效:健脾润肺滋肺。可供支气管扩张患者缓解期用。

用法:四季皆可服食,每日 1 次,温热服。

(9)大枣阿胶粥

原料:阿胶 15 克、糯米 100 克、大枣 10 枚。

制作:将阿胶捣碎,大枣去核与糯米煮粥,待熟后加入阿胶,稍煮,搅拌化即成。

功效:养血止血。适用于支气管扩张咯血血虚证。

用法:每日早、晚餐温热服食。

(10)动物肝粥

原料:动物肝(猪肝、羊肝、牛肝、鸡肝均可)100~150克,粳米100克,葱、姜、油、盐适量。

制作:将动物肝洗净切成小块,与粳米、葱、姜、油、盐一起加水约700克,煮成粥,待肝熟粥稠即可食。

功效:补肝养血。适用于支气管扩张恢复期因失血所致的贫血。

用法:每日早、晚空腹趁热顿服。

(11)菠菜肝片

原料:鲜猪肝250克、水发木耳25克、菠菜叶50克、醋5克,盐、淀粉、酱油、油各适量,葱丝、蒜片、姜末各15克,汤50克。

制作:将猪肝剔去筋,洗净切片后加入适量湿淀粉和盐,搅拌均匀,另把酱油、盐、醋、湿淀粉和汤兑成滋汁备用。炒锅置武火烧热油,烧至七八成热,放入肝片滑溜,用漏勺沥去余油,锅内剩油50克,下入蒜片、木耳、姜末略炒后下肝片,同时将菠菜入锅内翻炒几下,滋汁倒入炒勺,下入葱丝,起锅即成。

功效:补血养血。适用于支气管扩张恢复期血虚、贫血者。

用法:每日1次,佐餐食。

(12)人参粥

原料:人参粉或片3克,粳米100克,冰糖适量。

制作:人参粉或片3克,粳米100克,加适量清水,武火烧沸,文火熬熟,另取冰糖少许熬汁,加入粥中。

功效:用于气虚懒言、动则气喘,少气懒言者,经常食用,有益元气、振精神的作用。

(13)归参炖母鸡

原料:当归、党参各15克,母鸡1只,生姜、葱、黄酒、食盐适量。

制作:当归、党参各15克,生姜、葱、黄酒、食盐适量,放入去毛净膛的鸡腹内,放入砂锅,加水适量。将砂锅置武火烧沸,移文火炖熬,肉熟即成。

功效:用于气血两亏,神疲乏力,面色少华者,经常食用有益气养血、补虚扶正的作用。

45. 支气管扩张患者能吸烟吗？为什么要戒烟？

　　呼吸系统疾病与烟草的关系密不可分，吸烟可以作为一个独立的高危因素导致慢性阻塞性肺疾病的发生，同时长期吸烟也是造成肺癌、支气管扩张、支气管哮喘、冠心病等疾病的重要原因之一。预计到2025年，世界每年因吸烟致死的人数将达1000万人，我国烟草总消耗量占世界首位，我国将有200万人因吸烟致死。卷烟烟雾中含有多种致癌物质和促癌物质等有害物质，通过吸烟，这些物质就可以直接进入气道，损害支气管黏膜上皮，减弱呼吸道纤毛的防御功能。正常人群呼吸道黏膜上有无数纤毛，就像无数的"小扫把"一样，把侵入气道的灰尘、细菌等微生物通过咳嗽反射"扫"出去，从而减少呼吸道感染的发生。不仅如此，纤毛有规律地摆动，也可以不断地清除气道内产生的痰液等，起到廓清气道的作用。纤毛的这种黏膜屏障作用，对维持呼吸系统的健康有很大的作用。但过多地吸入烟雾，将导致气道黏膜受损，附着在黏膜上的纤毛也将受损，纤毛数量减少，运动功能减退，气道的廓清作用减弱，最终导致呼吸道感染风险增加。支气管扩张患者如果有吸烟的嗜好，可以说是雪上加霜，原本就已受损的气道受到烟雾刺激后气道排痰能力更差，支气管引流作用减弱，导致反复感染，严重影响支气管扩张患者的康复。同时，吸烟还刺激咽喉、气管，诱发咳嗽，加重咯血症状。因此，支气管扩张患者是不能吸烟的，如果吸烟则必须戒烟。

46. 支气管扩张患者能饮酒吗？

　　聚餐时无酒不欢，但支气管扩张患者能和别人一样豪饮吗？肯定是不行的。首先,饮酒后心率加快,相应的心肌耗氧量增加,这样就加重了肺的供氧负担,使本来就不高的血氧饱和度进一步下降。其次,较高浓度的乙醇刺激咽喉后容易导致剧烈咳嗽,可能会加重咯血。最后,乙醇对神经有麻痹作用,导致支气管平滑肌张力减小,使气管黏膜对于痰液和异物的反应度降低,容易出现痰液阻塞气道引起窒息。因此,支气管扩张患者最好不要饮酒。

47. 支气管扩张患者如何保证睡眠质量?

任何疾病,只有营养状况良好,有充足的睡眠,治疗上才能达到事半功倍的作用,支气管扩张患者同样如此。有患者说,夜间间断咳嗽、咳痰,影响睡眠,从来没有睡过一个完整觉,很痛苦,原因就是支气管扩张患者气道本来就有很多痰液,夜间体位变动,支气管引流方向改变时就会出现痰液引流至大气道引起咳嗽,所以夜间如果能采取患侧卧位(有病变或是病变重的一侧肺在下面),这样既减少了患侧肺痰液的引流,减少气道刺激,也利于健侧呼吸运动,以补偿患侧肺的通气不足,从而起到改善睡眠的作用。除此之外,还可以在睡前进行充分的体位引流,减少夜间痰液的刺激。

还有部分患者,夜间咳嗽、咳痰也不明显,就是睡不着,能吃镇静药改善睡眠吗? 这个还要通过检测动脉血气分析,了解有无二氧化碳潴留才能决定能不能吃镇静药。如果肺功能已经很差,有呼吸衰竭及二氧化碳潴留情况,或者患者夜间打鼾明显,有睡眠呼吸暂停低通气综合征,则不建议服用镇静药;如果没有二氧化碳潴留,可以在医师指导下根据个人情况应用合适的助眠药物,改善睡眠。

48. 支气管扩张患者家庭环境需注意什么?

呼吸系统疾病很多与环境刺激因素有关,环境中的有害因素尤其是细菌、病毒等微生物可能诱发支气管扩张急性加重。因此,居室内要保持空气清新,勤通风,每天2次,每次半小时以上,保持一定的温度和湿度,避免干燥。避免存放和使用有刺激性气体的物质,如农药、蚊香、杀虫剂等。床上用品、窗帘、地毯等纺织品要勤洗勤换,经常晾晒,必要时可请专业人员上门进行除螨,这样可以减少尘螨的滋生。勤打扫,减少空气中的尘埃,敏感患者,室内不宜养花及养宠物。

49. 家有支气管扩张患者,装修时要特别注意什么?

家有支气管扩张患者,装修时注意事项:①选用环保的装修材料和环保家具。②刚装修好的房间应开门窗充分通风换气,室内可放合适的绿植,使有害有毒的气体完全挥发后再入住。③地面以铺天然的木地板最佳,因为既安全又易清洁。避免用石材铺地,没有通过认证的石材所含有的放射性材料,可能对人体有影响,也不宜放置地毯,地毯容易附着太多粉尘,又不易清理,长期使用容易诱发呼吸道疾病。④尽量少用油画装饰房间,油画颜料中含有一定量的可溶锑、砷、钡、铅、汞、硒等元素,如果被人体过量摄入,会危害健康。⑤壁纸本身及胶黏剂会释放挥发性有机化合物,所以也不建议多用。⑥潮湿的卫生间容易滋生真菌等微生物,诱发呼吸道疾病,所以要保持下水道的畅通,勤开排气扇。⑦适时清洗空调,空调每年清洗2~3次最佳,通常可以在空调开机前清洗一次,空调关机时清洗一次,如果使用时间较长,空调开机中间时段也可清洗一次。⑧厨房要使用清洁燃料,同时安装换气设施,及时排出有害气体。

50. 支气管扩张患者能去西藏等高海拔地区旅游吗?

旅游是一件很惬意的事,可以放松心情,调节情绪,但支气管扩张患者是否所有地区都能去呢? 西藏很美,但海拔很高,对支气管扩张患者有影响吗? 我们知道海拔高的地区往往具有特殊的环境特点:一是空气稀薄,空气中的氧含量低;二是气候寒冷,气温相较于同一纬度的其他地区要更低;三是空气湿度较低,使人体水分排出增加。氧含量低,使原本就缺氧的患者氧饱和度更低,寒冷的环境容易刺激气道导致气道收缩,加重症状,而且容易受凉,诱发呼吸道感染,导致急性加重的发生,所以不建议支气管扩张等慢性呼吸系统疾病的患者到高原地区,特别是病情较重,合并呼吸功能不全者。

51. 支气管扩张患者外出能乘坐飞机吗?

高空中氧含量低,且飞机升起及降落过程气压变化也很大,因此,呼吸系统疾病的患者在乘飞机时需要加以警惕。针对支气管扩张患者,如果肺功能比较好,日常生活不受明显的限制,乘坐飞机应该是比较安全的。但如果处在疾病的急性加重阶段,特别是肺功能较差、有呼吸衰竭者,就不适宜乘飞机,否则可能会使病情恶化。

52. 支气管扩张患者能工作吗?

支气管扩张患者能否工作以及能承受多大强度的工作应该根据身体状况来决定,如果肺功能还可以,没有明显的活动后胸闷喘息,没有发热、咳嗽、咳痰,处于疾病的缓解阶段,年轻,营养状态好,体力正常,可以正常工作。但如果出现咳嗽、咳脓痰增多,咯血以及发热等症状时,不宜工作,需住院诊治,病情稳定后再根据身体恢复状况,决定工作的强度。如果心肺功能差,活动耐力明显下降,一动即喘,则不宜工作,最好居家间断氧疗,避免劳累,保护脏器。支气管扩张患者最好不要从事重体力劳动,也不宜从事接触粉尘、烟雾、刺激性气体、有毒物质(比如汽油、油漆、矽尘等)的工作。

53. 患了支气管扩张后能参加体育运动吗? 如何正确进行体育运动?

支气管扩张患者在病情稳定期需要进行适当的体育锻炼,一方面可以增强体质,另一方面可以使身心愉悦,同时一些锻炼方法如练瑜伽等,可以通过改变体位(如倒立)而起到引流的作用,达到预防和治疗疾病的目的。但是,体育锻炼一定要适度,活动量过小,起不到锻炼的作用,活动量过大,又增加了心肺负担,有害无益,所以运动过程中一定要遵从身体的反应,量力而行,累了就停下来歇歇,或者运动过程中注意监测血氧饱和度,如果氧合下降,就及时停下来休息。

适合支气管扩张患者运动的项目多种多样,如打太极拳、步行、慢跑、游泳、练八段锦等有氧运动,通过加强胸廓和膈肌的运动,使气道更通畅,也增加了换气量,使更多的氧气通过交换进入机体,有效地改善低氧血症,增加新陈代谢,增强抵抗力,减少反复感染的风险。

54. 八段锦对支气管扩张患者有什么好处？

八段锦是我国古代流传下来的一种气功功法,动作古朴优雅,是一种非常优秀的养生健身功法。该功法简单易学,安全可靠,适合男女老少,长期练习可达到健身、祛病、养生的功效。此功法由八组动作组成,总结成口诀就是"双手托天理三焦,左右开弓似射雕。调理脾胃臂单举,五劳七伤往后瞧。摇头摆尾去心火,两手攀足固肾腰。攒拳怒目增气力,背后七颠百病消。"故曰八段锦。八段锦的练习中侧重肢体运动与呼吸相配合,达到内外兼修的作用。八段锦气贯丹田的深长呼吸,可使心律减慢,降低心肌氧消耗量,减低心脏负荷,有利心脏功能。八段锦的定静作用和内脏按摩作用,可使呼吸道畅顺,改善肺气肿和心肺的各种疾病。八段锦采用的呼吸方法(内养功呼吸法)可增加肺的换气功能,有利于氧气和二氧化碳的交换,很好地改善低氧血症及二氧化碳潴留。

55. 支气管扩张患者如何进行呼吸功能锻炼？

支气管扩张患者多有呼吸功能受损,若能坚持进行呼吸锻炼,可有效改善肺功能,防止肺功能减退。对于一些轻、中度病情稳定的患者,坚持锻炼,会有明显获益,但急性感染期的患者,则不适合,重症患者根据自身心肺功能情况量力而行。具体做法如下。

(1)膝胸运动

跪在床上把腰弯下,前臂屈曲贴在床上,使胸部尽量向下压床,然后抬起胸来再向下压。如此反复抬起、压下20～30次。这种锻炼方法,由于头部位置较低,有利于患者向外排痰,适合痰多的患者进行锻炼。

(2)简易呼吸操

简易呼吸操：①预备姿势——立正，两脚比肩稍宽，两臂自然下垂，眼向前看；②两臂向前抬平，和身体呈 90°，吸气；③两臂继续上抬，掌心向内与身体呈一条直线，深吸气；④两臂向两侧分开下落，与身体呈 90°（如同展翅一样）呼气；⑤两臂下落向身体靠拢、深呼气。

(3)起落呼吸操

两脚分开同肩宽，全身放松，两臂微屈，手指分开，经前下方举过头，同时吸气，继而两腿下蹲，同时两臂由上沿头胸前方落到体侧，成自然下垂姿势，每次 20 下，每日 2 次。

(4)扩胸运动

双手抬至胸前，向前伸展做扩胸动作，注意胸椎向前，头部向上伸展，使整个脊柱有一种向上伸展的感觉。

(5)体侧运动

单手掐腰，另一手臂做侧面拉伸动作，拉到极限，使侧腰肌得到充分伸展，可双侧交换进行。注意：三次侧屈动作的幅度要逐渐加大。

(6)踏步运动

立正，原地踏步动作。手和腿的动作尽可能幅度大一些。

(7)腹式呼吸

立正，双脚分开，双手放在腹部，全身放松；吸气时腹部用力鼓起；呼气时用力收缩腹部。注意：可以平卧做。速度要慢，要有节律。

(8)缩唇缓慢呼吸

缩唇缓慢呼吸指吸气时用鼻子，呼气时嘴呈缩唇状施加一些抵抗，慢慢呼气的方法，这种方法可以延缓呼气，使气流下降，提高气管内压，防止支气管和小支气管过早陷闭。操作要点：取端坐位，双手扶膝盖。舌尖轻顶硬腭，用鼻子慢慢吸气，由 1 默数到 3。舌尖自然放松，嘴唇噘起如"吹口哨"状，使气体轻轻吹出，呼出气流能使距口唇 15～20 厘米处的蜡烛火焰倾斜而不熄灭为适度。由 1 默数到 6，维持吐气时间是吸气时间的 2 倍。每天练习 3～4 次，每次 15～30 分钟。训练开始时不要长呼气，这是导致呼吸急促的原因。

(9)抬臀呼气

患者仰卧位，双下肢屈曲，两足置于床上，呼气时抬高臀部，利用腹内脏器的重量将膈肌向胸腔推，压迫使横膈上抬，吸气时还原，以增加潮气量。通过该方法可增强呼吸肌功能，改善肺通气，减轻呼吸困难，提高肺功能。

56. 支气管扩张患者如何进行有效的咳嗽排痰？

咳嗽、咳痰是支气管扩张最常见的症状之一，学会正确的咳嗽排痰，对于保持呼吸通畅、减少急性加重很关键。支气管扩张患者，尤其病情较重的患者，可能因各种原因导致咳嗽无力或不会咳嗽、咳痰，使痰液淤积或堵塞在气道内，这时可以采取以下措施。

（1）深呼吸和有效咳嗽

患者坐位，双脚着地，身体稍前倾，双手环抱一个枕头，进行数次深而缓慢的腹式呼吸，深吸气末屏气，然后缩唇（噘嘴），缓慢呼气，再深吸一口气，然后屏气 3 ~ 5 秒，身体前倾，从胸腔进行 2 ~ 3 次短促有力咳嗽，张口咳出痰液，咳嗽时收缩腹肌，或用自己的手按压上腹部，帮助咳嗽。

（2）胸部叩击排痰

对于久病体弱、长期卧床、排痰无力者，可以由患者家属给患者进行胸部叩击以促进有效排痰。患者侧卧位或在家人帮助下坐位，拍背者两手手指弯曲并拢，使掌侧呈杯状，以手腕的力量，从肺底自下而上、由外向内，迅速而有节律地叩击胸壁，叩击时发出一种空而深的拍击音则表明手法正确。条件许可时可购置自动排痰机，通过规律震动排痰。如果有气胸（还没有治疗的）、肋骨骨折、病理性骨折史、咯血、低血压等，不宜采取叩击排痰。叩击时避开乳房、心脏、骨隆突部位及衣服拉链、纽扣等。叩击力量适中，以患者不感到疼痛为宜，每次叩击 5 ~ 15 分钟，且应安排在餐后 2 小时或餐前 30 分钟。

（3）多饮水

有利于促进痰液的稀释和排出。

（4）湿化和雾化

利用雾化器让患者雾化吸入化痰药物,起到湿化气道、稀释痰液的作用,适于痰液黏稠和排痰困难者。包括超声雾化吸入、氧气雾化吸入、手压式雾化器雾化吸入等方法。支气管扩张患者可以雾化吸入沙丁胺醇、异丙托溴铵等支气管扩张剂,也可以吸入乙酰半胱氨酸、氨溴索等化痰药物,不适合吸入激素类药物,如布地奈德、丙酸倍氯米松等。

（5）体位引流技术

支气管扩张患者,体位引流是预防反复感染的最重要的方法之一,只有通过有效的引流,减少分泌物在扩张扭曲的支气管内的聚集,才能减少细菌定植感染,减少急性加重。体位引流技术是根据患者病灶位置,调整患者为特定的体位,利用重力的作用使分泌物引流到中心气道的一种技术。这种技术可以促进呼吸道分泌物的松动及排出,保持呼吸道通畅,利于改善肺通气,减少感染,改变患者肺功能,也能改善呼吸肌肌力和效力,产生咳嗽反射。

（6）辅助器具排痰法

振动呼气正压（PEP）治疗仪是一种简便可行的居家训练仪器,在很多医疗机构或网上可以买到,是结合呼气过程气道内气体振荡技术与可变的呼气正压技术于一体的一种治疗仪,可以帮助小气道分泌物移动到大气道,促进分泌物的排出,改善通气、气体交换,预防或治疗肺不张。

57. 体位引流技术的操作要点有哪些?

（1）明确需要排痰的部位

根据病变或可能病变所在部位,采取相应的体位引流。

（2）引流时间

引流宜在饭前1小时或饭后1～2小时进行,以免引起呕吐。每次引流10～15分钟,每日1～3次。一般安排在早晨起床时、晚餐前及睡前。

（3）观察

引流中注意观察患者反应，若出现咯血、头晕、发绀、呼吸困难、出汗、脉搏细速、疲劳等情况应立即停止引流。注意观察体位引流出痰液的颜色、量、性质以及静置后是否分为三层。

（4）排痰

引流过程中鼓励患者做深呼吸及有效咳嗽，在呼气时配合叩击，应在一次呼气期中快速多次叩击，叩击总时间一般持续 2～3 分钟，避免吸气期叩击。咳嗽时配合振动使痰咳出。

（5）引流完毕

患者休息，并用漱口水彻底漱口，以保持口腔清洁，增进食欲，减少呼吸道感染机会。记录排出的痰量和性质，必要时将痰液送检。痰液用漂白粉等消毒剂消毒后再弃去。

58. 体位引流的注意事项是什么？

正确体位引流原则上抬高患肺位置，使病变部位向主支气管垂直，引流支气管开口向下，以借助重力的作用使痰液排出（表1）。

体位引流注意事项：①病变部位在右/左上肺叶尖段，可采用半坐卧位；②病变部位在左/右上肺叶前段，可采用仰卧位，膝下垫枕；③病变部位在右上肺叶后段，可采用左斜俯卧位；④病变部位在左上叶肺尖后段，可采用床头抬高30°，患者从左向右侧1/4，背后垫枕头支撑；⑤病变部位在左肺部上叶上舌段、下舌段，可采用1/4的右/左侧卧位使患肺侧肢体抬高，抬高床尾15°；⑥病变部位在右肺中叶的内、外侧段，可采用仰卧位，右侧后背垫高45°，抬高床尾15°；⑦病变部位在两肺下叶前基底段，可采用屈膝卧位，抬高床尾20°；⑧病变部位在右肺下叶内基底段，可采用左斜俯卧位，右前胸距床面30°～60°，抬高床尾20°；⑨病变部位在两肺下叶侧基底段，可采用健侧卧位，健侧腰部垫高，或抬高床尾20°；⑩病变部位在两下肺叶后基底段，可采用俯卧位枕头垫高腹部，抬高床尾20°。

表1　体位引流时的体位选择

肺段	最佳体位	可选择的体位
右侧上叶后段	左侧卧前斜位	俯卧位、背向上
右侧上叶前段	左侧卧后斜位	平卧位、腹向上
右侧上叶尖段	坐位	坐立左倾位
右侧中叶内段	平卧位、腹向上	平卧位
右侧中叶外段	左侧卧后斜位	平卧位
右侧下叶背段	俯卧位、背向上	左侧卧前斜位
右侧下叶前基底段	左侧卧后斜位	左侧卧位
右侧下叶内基底段	左侧卧后斜位	左侧卧位
右侧下叶外基底段	左侧卧位	左侧卧后斜位
右侧下叶后基底段	俯卧位、背向上	左侧卧前斜位
左侧上叶尖段	高坐位、靠右侧	高坐位
左侧上叶前段	左侧卧后斜位	平卧位
左侧上叶舌上段	右侧卧后斜位	平卧位
左侧上叶舌下段	右侧卧后斜位	平卧位
左侧下叶背段	俯卧位	右侧卧前斜位
左侧下叶前基底段	右侧卧后斜位	右侧卧位
左侧下叶外基底段	右侧卧位	右侧卧后斜位
左侧下叶后基底段	俯卧位	右侧卧后斜位

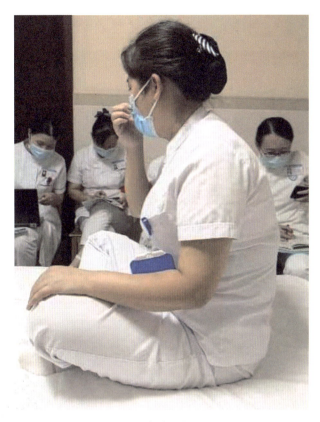

左右肺尖段

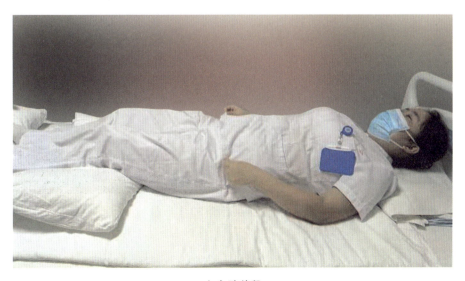

左右肺前段

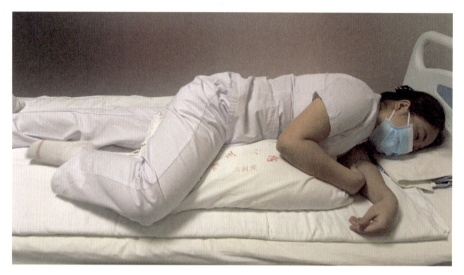

右肺上叶后段

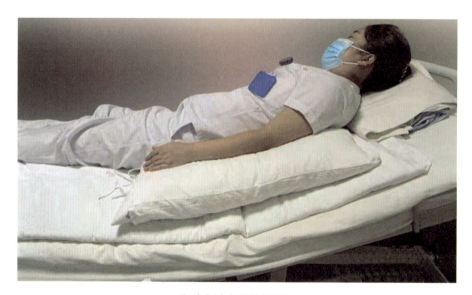

左肺上叶尖后段(30°)

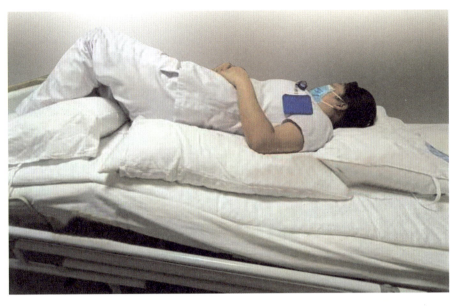

左肺舌段(15°)

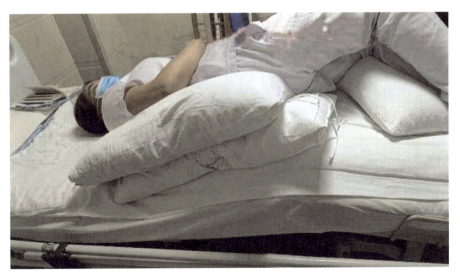

右肺中叶内外侧段仰卧位(背垫高45°,床尾15°)

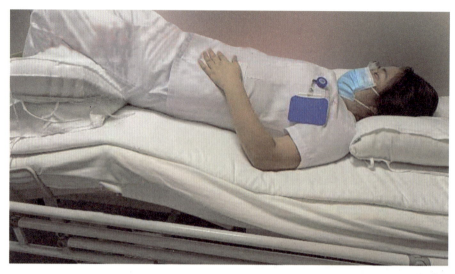

左右肺下叶前基底段屈膝(20°)

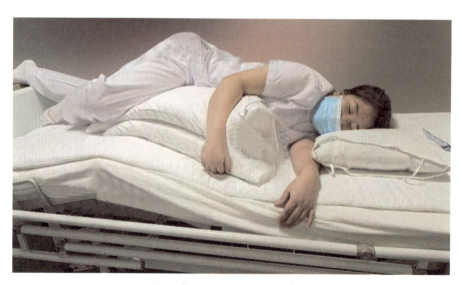

右肺下叶内基底段左斜俯卧位(20°)

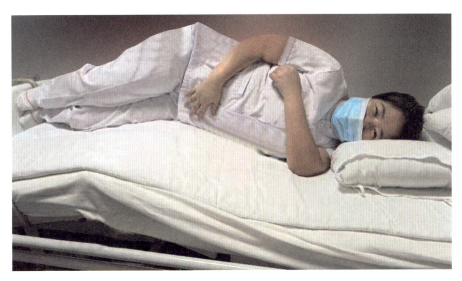

左右肺外基底段健侧卧位(20°)

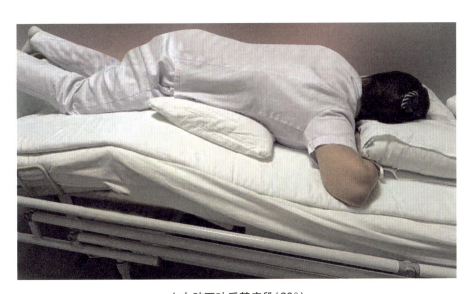

左右肺下叶后基底段(20°)

参考文献

[1]张湘燕,高占成.呼吸系统疾病防治小百科:支气管扩张[M].北京:人民卫生出版社,2014.

[2]蔡柏蔷,李龙芸.协和呼吸病学[M].2版.北京:中国协和医科大学出版社,2011.

[3]陈荣昌,钟南山,刘又宁.呼吸病学[M].3版.北京:人民卫生出版社,2022.

[4]葛均波,徐永健,王辰.内科学[M].9版.北京:人民卫生出版社,2018.

[5]国家体育总局健身气功管理中心.健身气功:易筋经 五禽戏 六字诀 八段锦[M].北京:人民体育出版社,2005.

[6]世界中医药学会联合会呼吸病专业委员会.支气管扩张症中西医结合诊疗专家共识[J].中医杂志,2022,63(22):2196-2200.

[7]中华中医药学会内科分会/中国民族医药学会肺病分会/中华中医药学会肺系病分会.支气管扩张症中医证候诊断标准[J].中医杂志,2020,61(15):1377-1380.

[8]支气管扩张症专家共识撰写协作组.中国成人支气管扩张症诊断与治疗专家共识[J].中华结核和呼吸杂志,2021,44(4):311-321.